John Thie, Matthew Thie

TOUCH FOR HEALTH in Aktion

John Thie
Matthew Thie

Touch for Health in Aktion

Grundtechniken und neue Dimensionen

VAK

VAK Verlags GmbH
Kirchzarten bei Freiburg

Titel der amerikanischen Originalausgabe:
Touch for Health pocketbook with Chinese 5 element metaphors

Erschienen bei: Touch for Health Education, Malibu (Kalifornien)
ISBN 0-87516-791-0

Bibliografische Information der Deutschen Nationalbibliothek
Die Deutsche Nationalbibliothek verzeichnet diese Publikation in der Deutschen Nationalbibliografie; detaillierte bibliografische Daten sind im Internet über http://dnb.d-nb.de abrufbar.

VAK Verlags GmbH
Eschbachstraße 5
79199 Kirchzarten
Deutschland
www.vakverlag.de

5. Auflage 2024

(Die früheren Auflagen erschienen mit der ISBN 978-3-935767-21-7)
Abbildungen: John Thie (© 1976) und VAK (© 1997)
Übersetzung: Rotraud Oechsler
Lektorat: Norbert Gehlen
Umschlagdesign: Hugo Waschkowski
Umschlagfoto: Emil Bezold
Layout & Satz: Karl-Heinz Mundinger, VAK
Druck: FINIDR, s.r.o., 737 01 Český Těšín, Tschechische Republik
ISBN 978-3-86731-109-0

Inhalt

Vorwort von John Thie

Seit mehr als 30 Jahren arbeite ich nun mit diesem System der Energiebalance und ich bin immer noch erstaunt darüber, in welchem Maße und wie mühelos es den Menschen hilft. Das Potenzial zu Veränderungen der Körperhaltung, der Einstellung und der Zielstrebigkeit, seien sie nun kaum merklich oder ganz erheblich, ist eine ständige Quelle der Freude für mich und die Menschen, mit denen ich arbeite. Und nun möchte ich *Sie* einladen, sich zu überlegen, was Sie wirklich vom Leben erwarten, und dann Ihre Energie und Ihre Muskeln auf Ihre Ziele hin zu balancieren, Ihre Schmerzen zu lindern und Ihre Spannungen abzubauen.

Mitte der sechziger Jahre führte mich der Chiropraktiker Dr. George Goodheart in die Grundlagen der Muskelbalance, des Muskeltestens und der Integration des Energiesystems der Meridiane (mit seiner Methode der *Applied Kinesiology*) ein.

Schon bald hatte ich das Gefühl, dass dieser Ansatz zur Ausrichtung und Balance der Haltung mehr war als eine hoch wirksame Methode für approbierte Ärzte. Ich erkannte, dass Laien die zugrunde liegende Philosophie und viele der einfachen Techniken problemlos erlernen und sich so aktiv an der Vorsorge für ihre Gesundheit beteiligen konnten.

Seither ist das System, das ich für meine Patienten entwickelt und Touch for Health genannt habe, in 23 Sprachen übersetzt worden und es wird in mindestens 100 Ländern gelehrt. Sportler haben damit ihre Leistungsfähigkeit verbessert, Studenten ihr Lernvermögen gesteigert. Ganze Familien konnten verschiedenste Schmerzen lindern und ihre Energie optimieren. Ärzte und Therapeuten aller Fachrichtungen haben die Techniken in ihre Behandlungen integriert und ihre Patienten dazu angeleitet, sich selbst zu helfen.

Ich bin sehr dankbar für diese Techniken und dafür, dass ich Menschen helfen kann, dass es ihnen besser geht und sie mehr Freude am Leben haben. Und ich bin überwältigt von den Anrufen, Briefen und E-Mails aus aller Welt, die ich von Menschen erhalte, die Touch for Health erlernt und ihr Leben damit verändert haben.

Dieses Buch fasst die grundlegenden Informationen zusammen, die man braucht, um für sich selbst mit Touch for Health Erfahrungen sammeln zu können. Wer Touch for Health schon kennt, wird hier darüber hinaus neue Informationen und Gedanken finden über die Themen Zielsetzung und Muskeltesten, insbesondere aber über die Metaphern der 5 Elemente aus der chinesischen Medizin. Hier veröffentliche ich zum ersten Mal in größerem Rahmen die gesamte Vorgehensweise und alle meine Anweisungen darüber, wie diese traditionellen Bilder mit unserer Lebenserfahrung und unseren Imbalancen in Zusammenhang zu bringen sind. Ich hoffe, dass Ihr kreativer Umgang mit diesen Bildern dazu beiträgt, dass Sie Ihre eigenen Ziele verstehen und erreichen und die Aussagekraft von Symptomen zu schätzen wissen.

Ich weiß, dass viele Menschen diese Ideen aufgreifen und damit losstürmen werden, wie das schon bei den Grundgedanken von TOUCH FOR HEALTH der Fall gewesen ist. Um nachzuvollziehen, was ich meine, brauchen Sie nur einmal ein paar Links auf meiner Website weiterzuverfolgen (www.touch4health.com) und Sie werden ein Feld finden, das sich nach vielen Richtungen hin ausdehnt.

Ich weiß andererseits auch, dass viele Menschen persönlich angeleitet werden möchten, um es „ganz richtig" zu machen, bevor sie mit dem Balancieren ihrer Energie beginnen. Ihnen schlage ich vor, fünf Tage mit mir beim *Serra Retreat* in Malibu zu verbringen und an meinem Intensivkurs TOUCH FOR HEALTH teilzunehmen. Sie arbeiten in einer Kleingruppe – maximal zehn Teilnehmer – direkt mit mir. Als ich 1990 meine Praxis für Chiropraktik aufgab, fehlte mir plötzlich die Arbeit mit Patienten. So habe ich mir einen für mich idealen Rahmen zum Lehren, Lernen und Balancieren geschaffen und ausgestaltet und arbeite nun mit wenigen Menschen intensiv. Weitere Informationen entnehmen Sie bitte meiner Website. Falls Sie sich für Informationen und Adressen zu TOUCH FOR HEALTH in Ihrem eigenen Land interessieren, so besuchen Sie die Website www.ikc-info.com.

Welchen Weg Sie auch gehen mögen, ich hoffe, dieses Buch kann dazu beitragen, dass Sie Ihre einzigartigen Talente und Lebensaufgaben immer mehr und mit Freude entdecken und Ihre Erfüllung finden als der einzigartige und wertvolle Mensch, der Sie sind.

In Verbundenheit

John F. Thie

Malibu, Kalifornien, März 2002

Vorwort von Matthew Thie

Ich wuchs mit Touch for Health auf, es gehörte zu meiner ganz normalen Lebenserfahrung und es war für mich ziemlich selbstverständlich, dass mein Vater alle meine Wehwehchen und Schmerzen in Ordnung bringen konnte und dass ich mit ein paar einfachen Reflexpunkten meine Ängste mindern, mich auf meine Aufgaben konzentrieren und mein Gleichgewicht wiedererlangen konnte. Dennoch bin ich immer noch erstaunt, wie phänomenal einfach Muskelreaktionen sich verändern lassen und welch unmittelbare Ergebnisse eine Energiebalance liefert.

Wenn ich eine schnelle 14-Muskel-Balance mache und ein seit langem bestehender Schmerz verschwindet für immer, so macht das viel Spaß. Oder wenn ich einem Freund beibringen kann, wie er sich bei Schmerzen selbst helfen oder eine bestimmte Funktion im Laufe der Zeit verbessern kann, so ist das sehr befriedigend. Am erstaunlichsten finde ich es aber, wenn es uns gelingt, den emotionalen Stress von belastenden Problemen und Herausforderungen in das Lachen einer neuen Einsicht und neuer Anschauungen und Möglichkeiten umzuwandeln. Bei diesen Gelegenheiten wird mir klar, dass sich das Leben nicht nur dadurch verändert, dass man einfach seine Energie balanciert. Tatsache ist, dass sich unsere Energie immer entsprechend den sich verändernden Umständen verschiebt, und so ist es für uns ganz natürlich, dass wir uns täglich verändern. Doch manchmal hängen wir an Dingen, die wir nicht mehr brauchen, oder wir verharren in einer starren Haltung. Mit einer Energiebalance tun wir nichts weiter, als das natürliche Fließen unserer Energien zu erleichtern, so dass uns unsere Bewegung und unsere Emotionen im vollen Umfang zur Verfügung stehen.

Touch for Health in seiner *einfachsten* Form heißt, ein paar Gesten zu erlernen oder einfach nur kennen zu lernen, die Stress abbauen und die geistige Energie balancieren können. So können wir unser Leben bewusster wahrnehmen, haben klare Wahlmöglichkeiten, können präsenter und effektiver sein und alles, was wir tun, mit größerer Freude tun. Das *Gesamtsystem* des Touch for Health kann jedoch zu einer kniffligen Lern- und Erforschungsaufgabe werden hinsichtlich unserer eigenen Muskelhaltung, der Beziehung unserer Muskeln zueinander, unserer Körperhaltung, Emotionen, Energie,

Lebenseinstellung und Motivation. Wir unterstützen und optimieren das ganze Spektrum unserer Bewegung, unsere Flexibilität, unsere Funktionen, unsere Koordination und unsere Stärke. Wir balancieren die Energie unserer inneren Selbstheilungskräfte. Wir vermindern die Empfindlichkeit für Verletzungen oder Krankheit, lindern Unbehagen und verkürzen die Zeit der Rekonvaleszenz. Mit der Integration der Metaphern der 5 Elemente aus der chinesischen Medizin tut sich eine Ressource auf, mit der Sie das, was Ihnen im Leben wichtig ist – Ihre Hoffnungen, Träume, Wünsche, Aufgaben, Pflichten, Ziele, Leidenschaften – schlicht: Ihre Vision sowie die Botschaften Ihrer Symptome und was sie möglicherweise bedeuten (Schmerzen, Ängste, Hemmungen, Steifheit, Starrheit, Spannung) tief greifend erforschen können.

Das Wichtigste für den erfolgreichen Umgang mit diesen Techniken ist einfach, dass Sie sie anwenden. Wir alle putzen unsere Zähne oder duschen gewohnheitsmäßig. Dies gehört zu den Grundbedürfnissen nach Behaglichkeit und Wohlbefinden. Wir machen uns kaum Gedanken darüber, dass diese Gewohnheiten wirksame Vorsorgemaßnahmen sind, die uns nicht nur *heute* ein gutes Gefühl vermitteln, sondern uns auch vor allen möglichen *künftigen* Problemen bewahren. Wenn Sie es sich zur Gewohnheit machen, Ihre Energie zu balancieren und bewusst darauf zu achten, was Ihr Leben sprühen lässt und was Ihr Gefühl von Lebendigkeit behindert, so genießen Sie Ihr Leben nicht nur jetzt, sondern bewahren sich vor unzähligen negativen Entwicklungen in der Zukunft.

Ich hoffe, Sie werden in diesem Buch etwas finden, das Sie zu einem Teil Ihrer täglichen Gesundheitspflege machen und mit dem Sie Ihr gegenwärtiges Leben und Ihre Perspektiven verbessern können. Und sei es nur der Vorsatz, dass Sie (wie mein Vater immer sagt) „mehr Wasser trinken". Denken Sie immer daran, die größte Herausforderung besteht für Sie nicht darin, dass Sie lernen, Muskelreaktionen zu testen oder die Reflexpunkte zu finden oder mit den Balancetechniken umzugehen. Das alles kann man mit ein wenig Praxis mühelos lernen. Die einzige wirkliche Herausforderung ist, dies in die Praxis umzusetzen. Wenn Sie sich dazu entschließen, diese Techniken auszuprobieren, so hoffe ich, dass Sie mindestens einen Partner finden, der regelmäßig mit Ihnen übt. Und ich hoffe, dass es Ihnen so geht, wie vielen anderen vor Ihnen, nämlich dass Sie mit dem neuen feinen Gespür für Ihre Energie zu einem erfüllteren Leben zu Hause und an Ihrem Arbeitsplatz, in der Schule und in Ihrem Umfeld gelangen.

Probieren Sie es aus, es wird Ihnen gefallen!

Matthew Thie
Echo Park, Kalifornien, März 2002

Was ist Touch for Health?

Wenn die Ideen und Theorien von Körperhaltung und Muskeltesten aus der Chiropraktik des Westens mit den östlichen Vorstellungen vom Energiestrom des *Chi* kombiniert werden, so resultiert daraus ein neuartiges Instrumentarium, eine neue Methode. Das TOUCH FOR HEALTH-System birgt die vitalistische Weltsicht in sich, derzufolge es das natürliche Geburtsrecht des Menschen sei, seine körpereigenen regenerativen Kräfte, seine Energie, durch Berührung zu aktivieren. Diese natürlichen regenerativen Kräfte werden durch unsere täglichen Aktivitäten gefördert oder gehemmt. Reaktionen auf diese Aktivitäten zeigen sich als Veränderungen innerhalb der Muskeln, der Gelenke, der Haut und aller Organe. Je nachdem, wie sehr unsere Energie im Gleichgewicht ist, werden wir mehr oder weniger empfindlich gegenüber Verletzungen und Krankheit, und dadurch wird wiederum unsere Gefühlswelt und unser Funktionsvermögen beeinflusst. Diese Energie hat viele Namen: *Chi* in der chinesischen Welt; *Ki* im Japanischen; *Prana* bei den Indern; *ruach* oder *Atem des Lebens* bei Hebräern und Muslimen; *angeborene Intelligenz* in der Tradition der westlichen Chiropraktik. Immer handelt es sich dabei um die Kraft des intelligent „konstruierten" Menschen, sich als Gesamtperson in ein harmonisches Gleichgewicht zu bringen. In diesem Buch benutzen wir den Begriff „Seele" im Sinne der integrierten Gesamtheit des ganzen Menschen mit seinen spirituellen, körperlichen, mentalen und emotionalen Anteilen, die nicht getrennt voneinander existieren, sondern ein integriertes Ganzes darstellen.

TOUCH FOR HEALTH ist ein Modell, das die Menschen als ganzheitliche „Systeme" betrachtet und unter diesem Gesichtspunkt mit ihnen arbeitet. Wir glauben, dass die *körperlichen* Anteile der „Seele" (der Gesamtpersönlichkeit) die individuellen Fehlfunktionen im Energiestrom bzw. in der Kommunikation recht genau widerspiegeln. Wir glauben, dass eine Veränderung in einem ihrer Anteile – dem mentalen, emotionalen, energetischen oder körperlichen – auch alle anderen Anteile beeinflusst. Dies zeigt sich körperlich, wenn auch manchmal sehr subtil und unbewusst. Oft können wir Veränderungen im Habitus (engl. *posture*) feststellen, insbesondere in der Gesichtsmuskulatur. Ebenso können wir Veränderungen in der Muskelreaktion beobachten, die Veränderungen in der Energie der „Seele" anzeigen.

Grundlagen

Im TFH-System arbeiten wir mit Muskeltests, um ein Gefühl für den Energiestrom in den Meridianen zu bekommen. Wir entwickeln Zielformulierungen, sondieren das Fließen der Energie, balancieren die Energie mit Hilfe verschiedener Reflexpunkte und bestimmen erneut, wie wir uns danach fühlen. Unser Ziel ist es, uns alle Anteile unserer gesamten „Seele" bewusster zu machen und das Fließen der Energie und die Kommunikation zwischen allen Zellen, Organen und Organsystemen, zwischen dem Bewussten und dem Unbewussten, unserer Intuition und unserer Verbindung zum *Chi*, zur Lebensenergie oder zu Gott, zu erleichtern.

Wir gehen davon aus, dass ein zufrieden stellendes Fließen von Information und Energie zu emotionalem, körperlichem, mentalem und spirituellem Gleichgewicht führt, so dass wir uns *ganz* fühlen, tun können, was uns am wichtigsten ist, und einen Sinn im Leben finden. Wenn wir kreativ mit den Metaphern umgehen, können wir das eigene Wohlbefinden in unserem Lebensumfeld besser beurteilen und es hilft uns, die Energien auf unsere Ziele hin zu balancieren und neue, zu uns passende Vorlieben und Ziele zu entdecken. Bewusstheit ist der Schlüsselbegriff in diesem Prozess. Nach einer Balance fühlen wir uns oft körperlich, mental und emotional wesentlich besser. Doch die eigentliche Kraft des TFH liegt darin, dass es uns hilft, unsere Bewusstheit dafür zu schärfen, was wir wirklich vom Leben erwarten, was unsere Energie zum Erreichen unserer Ziele blockiert und was uns Wahlmöglichkeiten an die Hand gibt, so dass wir uns mit ganzem Herzen für unser höchstes Gutes entscheiden können.

Die Metaphern der 5 Elemente, die Metaphern der Organfunktionen und die von den Testbewegungen bzw. Muskelfunktionen abgeleiteten Metaphern bieten uns ein weites Feld, um herauszufinden, was unsere Erfahrungen, Gefühle, Imbalancen und Ziele bedeuten. Mit Hilfe der Metaphern können wir viele mögliche Aspekte unserer Ziele und der damit verbundenen Imbalancen ausdrücken oder zumindest darüber nachdenken. Wenn wir über eine durch einen Muskeltest angezeigte und mit einer Imbalance verbundene Metapher nachdenken, kommt es oft zu einem „Aha"-Effekt, der zu einer Einsicht führt. Dabei kann es sich um einen höchst transzendenten, wundersamen Augenblick der Erleuchtung handeln, wie man ihn im Gebet und bei der Meditation erfährt, oder um einen schrittweise ablaufenden Entwicklungsprozess aus kleinen, alltäglichen Einsichten, die uns im

Umgang mit unseren Problemen und unseren Lebensaufgaben auf der Suche nach unserem Lebenszweck begegnen.

Zu diesem Buch

Dieses Buch orientiert sich zunächst an dem Spiralblock *Gesund durch Berühren. Touch for Health schnell im Griff* (ebenfalls bei VAK erschienen). Es gibt dessen Schaubilder wieder, zum schnellen Nachschlagen aller 14 Meridiane und der Tests aller 42 Muskeln sowie aller zugehörigen Reflexpunkte, die im Touch for Health-System benutzt werden. Außerdem veröffentliche ich hier zum ersten Mal vollständig meine kreativen Interpretationen der Metaphern der 5 Elemente und der Metaphern der Meridiane bzw. Organe sowie derjenigen Metaphern, die mit den Muskelfunktionen und -bewegungen verbunden sind. Damit man mit den Schaubildern noch besser arbeiten und dieses Buch als kompakten Leitfaden für die Arbeit mit Touch for Health verwenden kann, haben wir ausführliche Erläuterungen beigefügt, die im Spiralblock nicht enthalten sind. Außerdem bringen wir hier Erklärungen zu den verschiedenen Aspekten des Zielesetzens und des Muskelbalancierens.

Wir schlagen vor, dass Sie zunächst das Buch ganz durchlesen, um sich mit dem System vertraut zu machen, bevor Sie einzelne Muskeltests und die Energiebalance praktisch anwenden. Da Sie mit dem Muskeltesten oder anderen Aspekten des TFH-Systems alleine vermutlich nicht gut zurechtkommen werden, können Sie das große Handbuch *Gesund durch Berühren* hinzuziehen (Verlag Hugendubel), das Touch for Health-Video anschauen (nur in Englisch erhältlich) und/oder TFH-Kurse belegen (siehe Anhang). Zertifizierte TFH-Instruktoren unterrichten mittlerweile in 102 Ländern. Wenn Sie einen Instruktor in Ihrer Nähe suchen, schauen Sie im Internet unter www.ikc-info.com nach oder fragen Sie beim IAK Freiburg an (siehe Anhang). Wollen Sie Kurse von Matthew Thie besuchen, so informieren Sie sich unter www.touch4health.com.

Touch for Health beruht auf einem Gesundheitsmodell und einer Philosophie des Wohlbefindens, die leicht verständlich sind. Es gehören auch ein paar Handgriffe dazu, die ein wenig Übung erfordern. Aber diese kann jeder lernen, entweder durch eigenes Ausprobieren oder mit Hilfe eines zertifizierten TFH-Instruktors.

Erläuterungen zu den Schaubildern

Die Schaubilder des Spiralblocks *Gesund durch Berühren* wurden ursprünglich zur schnellen Orientierung für diejenigen konzipiert, die bereits mit dem Muskeltesten und den Reflexpunkten vertraut sind. Der Spiralblock ist eine handliche Version der großen TFH-Wandkarte, auf der diese Schaubilder ebenfalls zu finden sind. In diesem Buch dienen sie nun als farblich unterschiedlich markierte Orientierungshilfen. Wer sich mit dem TFH-System noch nicht auskennt, bekommt im Folgenden einige Hinweise, mit deren Hilfe er sich ganz allgemein in TFH zurechtfinden und von denen er sich beim Benutzen der Schaubilder leiten lassen kann.

Die Seite „Schlüssel zu den Schaubildern" (S. 17) zeigt anhand einer *allgemeinen* Illustration die Elemente, aus denen jedes der Schaubilder für die Meridiane aufgebaut ist. Es sind dies die Muskeln, die Tests und die zugehörigen Reflexpunkte des jeweiligen Meridians, der ebenfalls in dem entsprechenden Schaubild dargestellt ist.

Ganz unten rechts auf dieser „Schlüssel"-Seite sind Lage und Abkürzungen aller Rückenwirbel dargestellt – nützlich bei der Lagebestimmung der Wirbelsäulenreflexe bei beidseitiger Schwäche (s. nächste Seite).

Die Pulspunkte

Unten links auf der „Schlüssel"-Seite sind eine rechte und eine linke Hand mit den „Pulspunkten" abgebildet, die zur Bestimmung der „Überenergie" dienen. (Diese Abbildungen finden sich auch in dem Schaubild mit den 5 Elementen, s. Seite 81.) Zur Überprüfung auf Überenergie in den Meridianen legen Sie zunächst je einen Finger mit *leichtem* Druck (gleichzeitig) auf jeden der drei bezeichneten Punkte und testen den Muskel. Gibt es einen Indikatorwechsel, so überprüfen Sie das durch Testen jedes einzelnen Fingers. Der Punkt oder die Punkte, die jetzt einen Indikatorwechsel hervorrufen, zeigen Überenergie im Meridian an. Überprüfen Sie nun, indem Sie die drei Punkte mit *festem* Druck halten und dies bei Indikatorwechsel noch einmal mit jedem einzelnen Punkt wiederholen. Wiederholen Sie das genauso am anderen Handgelenk.

Anmerkung: Sie können auch mit Hilfe der Alarmpunkte auf Überenergie testen. (Sie finden diese im Schaubild mit den Maximalzeiten der Meridiane, s. Seite 73.) Überprüfen Sie jeden Alarmpunkt, indem Sie drei Finger auf den Punkt halten und einen Indikatormuskel testen. Beidseitige Punkte sollten auf beiden Seiten getestet werden. Ein Indikatorwechsel auf der einen oder der anderen Seite bedeutet Überenergie im entsprechenden Meridian.

Der Name des Meridians und die Maximalzeit

Oben links in jedem Schaubild steht der Name eines Meridians, dahinter seine Maximalzeit, das heißt die Zeit, zu der die Energie in diesem Meridian am höchsten ist. Der Verlauf dieses Meridians sowie alle zugehörigen Muskeln und Reflexpunkte werden im jeweiligen Schaubild dargestellt. Will man seine Energie schnell balancieren, so braucht man nur alle Reflexpunkte des zur jeweiligen Zeit maximal aktiven Meridians zu bearbeiten. Noch wirksamer wird dieses Verfahren, wenn man vorher und nachher alle 14 Muskeln testet. Das gilt auch für Probleme, sich auf eine bestimmte Tageszeit beziehen oder zu einer bestimmten Tageszeit auftreten.

Die Nährstoffe

Besteht eine Imbalance im jeweiligen Meridian, so können die im Schaubild oben links aufgelisteten Nahrungs(ergänzungs)mittel helfen, die Energie auszugleichen. (Siehe auch: Ablauf einer Balance mit Nahrungsmitteln, am Schluss dieses Buches, Seite 198.)

Die Wirbelsäulen-Reflexpunkte (WR), beidseitig

Mit Hilfe der Abbildung rechts unten auf der „Schlüssel"-Seite werden Sie jeden Wirbel lokalisieren können. Beachten Sie, dass auch unser Knochengerüst einige Anhaltspunkte bietet, mit deren Hilfe Sie die Lage eines Wirbels besser bestimmen können:

- Der erste Halswirbel (Cervicalwirbel, C1) befindet sich an der Schädelbasis. C7 an der Basis des Nackens ist der letzte Wirbel, der sich mit dem Nacken bewegt, während Th1 unbeweglich bleibt. [C7 heißt auch „Prominens", *Vertebra prominens*, weil er hervorsteht und schon deshalb leicht zu finden ist.]

Schlüssel zu den Schaubildern

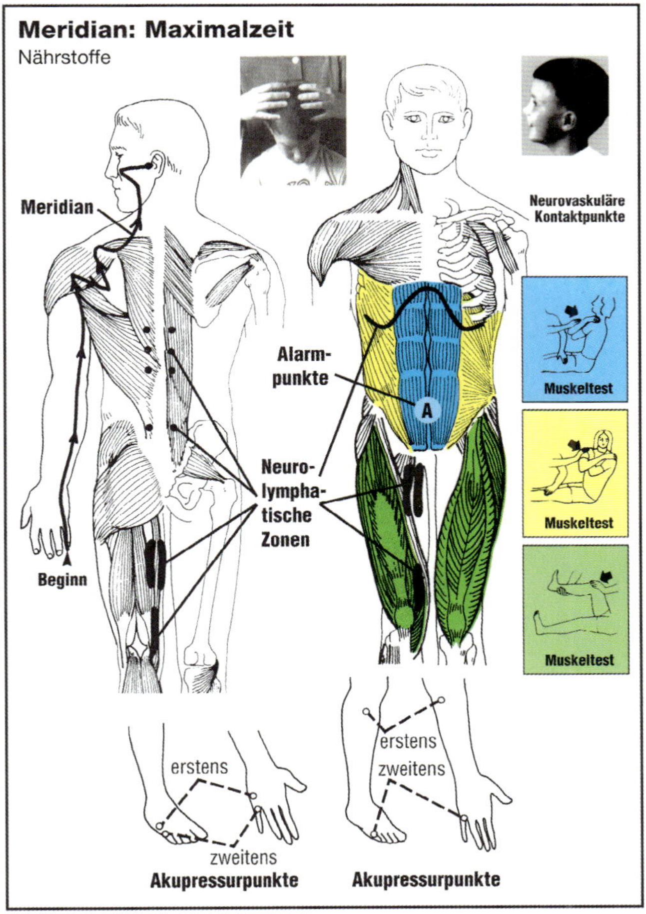

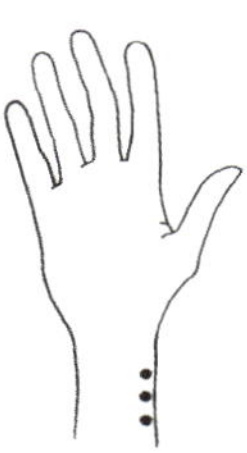

Rechte Hand

Leichter Druck

Dickdarm
Magen
Dreifacher Erwärmer

Starker Druck

Lunge
Milz-Pankreas
Kreislauf-Sexus

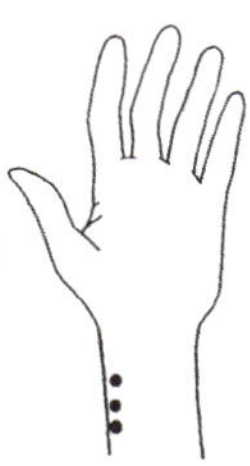

Linke Hand

Leichter Druck

Dünndarm
Gallenblase
Blase

Starker Druck

Herz
Leber
Niere

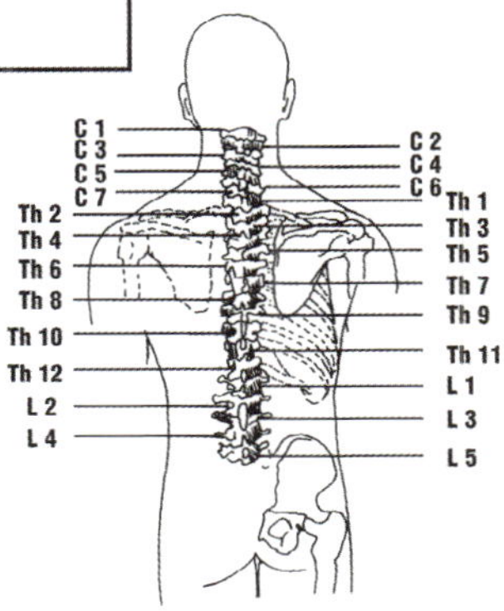

- Th5 liegt etwa in der Mitte zwischen der Ober- und Unterkante der Schulterblätter.
- Th8 oder Th9 liegt auf der Höhe der unteren Spitze der Schulterblätter.
- Th12, den letzten Brustwirbel, findet man, indem man dem Rippenbogen bis zu seiner Verbindung mit der Wirbelsäule folgt.
- Der erste Lendenwirbel (Lumbalwirbel, L1) liegt gleich unterhalb der letzten Rippen.
- L3 befindet sich direkt oberhalb der Oberkante der Hüftknochen.

Die Wirbelsäulen-Reflexpunkte werden in den Meridian-Schaubildern mit blau oder rosa unterlegten Zeichnungen dargestellt. Name und Nummer der Wirbel finden Sie abgekürzt in der oberen rechten Ecke eines jeden blau oder rosa unterlegten Rechtecks, das die Umrisszeichnung des jeweiligen Muskeltests enthält. Der WSR (Wirbelsäulenreflex) wird durch Dehnen der Haut (nach oben und unten) über der Mitte der Wirbelsäule auf der angegebenen Höhe aktiviert. Die Finger gleiten nicht über die Haut, sondern dehnen sie eher etwa einen guten Zentimeter nach oben und unten. Arbeiten Sie immer mit diesen Reflexpunkten, wenn Sie eine beidseitige Muskelschwäche vorfinden. Testen Sie beide Seiten noch einmal und wenn sie stark sind, machen Sie mit dem nächsten Muskel bzw. Meridian weiter. Bleibt eine Seite „abgeschaltet" oder „schwach", so bearbeiten Sie die zugehörigen neurolymphatischen Punkte.

Die neurolymphatischen Massagepunkte

Diese Massagepunkte sind im Schaubild durch schwarze Punkte oder Streifen gekennzeichnet. Massieren Sie sie kräftig mit den Fingerspitzen und suchen Sie im jeweiligen Gebiet nach besonders empfindlichen Stellen. Bearbeiten Sie diese ganz besonders, dann testen Sie den Muskel erneut. Überprüfen Sie, indem Sie eine Hand auf die Reflexpunkte halten und den Muskel noch einmal testen. Schaltet er jetzt ab, dann machen Sie mit den neurovaskulären Punkten weiter. Verursacht die Bewegung, die beim Testen ausgeführt wird, Schmerzen, so bearbeiten Sie die neurolymphatischen Punkte und testen noch einmal. Eine Massage aller neurolymphatischen Punkte (NL) ist zum Beispiel bei allgemeiner Empfindlichkeit von Nutzen.

Die neurovaskulären Kontaktpunkte

Diese Punkte werden als Kreise dargestellt, sie sind in der Mehrzahl am Kopf lokalisiert; Sie sollten sie mit sehr leichtem Druck halten, gerade so, dass Sie die Haut sanft berühren. Versuchen Sie den auf jeder Seite unterschiedlichen Puls zu spüren und achten Sie darauf, ob er sich synchronisieren lässt. Meist reichen 20 oder 30 Sekunden aus, man kann sie auch länger halten. Überprüfen Sie, indem Sie eine Hand auf die Reflexpunkte halten und den Muskel noch einmal testen. Schaltet er dabei ab, so fahren Sie jetzt den Meridian mit einer Hand ab.

Da diese Punkte mit der Balance des Blutstroms, speziell im Gehirn, zu tun haben, sollte man bei dieser Technik gleichzeitig verschiedene Hirnareale aktivieren. Während Sie die Punkte halten, visualisieren Sie Ihr gewünschtes Ergebnis und konzentrieren sich nacheinander auf alle fünf Sinne. Während Sie Ihre Aufmerksamkeit auf die verschiedenen Sinne lenken, können die Pulse wieder für einen kurzen Augenblick asynchron werden.

Die Darstellung des Meridianverlaufs

Das Abfahren des Meridians mit der offenen Handfläche oder den Fingerspitzen hilft die Energie im Meridian zu balancieren und Blockaden zu lösen. Sie brauchen die Testperson dazu nicht zu berühren; bemühen Sie sich aber, dabei innerhalb eines Abstandes von höchstens 7 Zentimeter zum Körper zu bleiben, dann ist die Wirksamkeit am größten. Überprüfen Sie, indem Sie eine Hand auf den Anfangs- oder Endpunkt des Meridians halten und den Muskel noch einmal testen. Schaltet er jetzt ab, gehen Sie zu den mit Ursprung und Ansatz des Muskels verbundenen Reflexpunkten über.

Die Darstellung von Ursprung und Ansatz des Muskels

Wenn ein Muskel auf unsere Arbeit mit den Reflexzonen und -punkten nicht zu reagieren scheint, ist es manchmal hilfreich, ihn durch einfaches Schütteln „aufzuwecken“. Schauen Sie nach, wo genau der Muskel liegt, halten Sie ihn buchstäblich mit den Händen und wecken Sie ihn auf. Drückt man den Muskelbauch zusammen, so schaltet er ab, dehnt man ihn mit den Fingerspitzen (in Verlaufsrichtung der Muskelfasern), so schaltet man ihn an. Dehnt man ihn weg von seinen

Befestigungspunkten (Ursprung und Ansatz), so schaltet man ihn an. Manchmal ist es nur schwer oder gar nicht möglich, direkt über dem Muskelbauch oder seinen Befestigungspunkten zu arbeiten; arbeitet man jedoch so nahe wie möglich an den Reflexzonen und -punkten, dann funktioniert es meist auch. Vergessen Sie nicht, der Testperson zu sagen, was Sie tun, und holen Sie ihre Erlaubnis ein, bevor Sie ihre Muskeln drücken, dehnen oder schütteln. Überprüfen Sie diese Reflexe, indem Sie eine Hand über den Muskel halten und ihn (oder einen beliebigen Indikatormuskel) erneut testen. Schaltet er jetzt ab, gehen Sie zu den Akupressur-Haltepunkten über.

Die Akupressur-Haltepunkte

Diese Punkte werden als Kreise auf den Gliedmaßen dargestellt. Sie sollten mit sehr leichtem Druck gehalten werden, gerade so, dass Sie die Haut sanft berühren. Halten Sie zuerst das Punktepaar unter *erstens* und dann das unter *zweitens*. Überprüfen Sie, indem Sie eine Hand über irgendeinen der Reflexpunkte halten und den Muskel erneut testen. Arbeiten Sie bei einem bestimmten Muskel mit verschiedenen Reflexpunkten und wird dadurch der Muskel eher abgeschaltet als gestärkt, kann im Meridian Überenergie vorliegen. Mit Hilfe der Pulspunkte oder der Alarmpunkte können Sie diese Annahme bestätigen. Wenn Überenergie vorliegt, benutzen Sie die Akupressur-Haltepunkte zum „Schwächen", das verschiebt die überschüssige Energie in einen anderen Meridian.

Die Umrisszeichnungen der Muskeltests

Die kleinen Abbildungen der Muskeltests sind farbig unterlegt; der Farbcode entspricht der Darstellung des jeweiligen Muskels im betreffenden Schaubild. Dadurch bekommen Sie eine erste Vorstellung davon, wie die Muskeltests aussehen. Im Abschnitt über die Metaphern der 5 Elemente finden für jeden Muskel eine schriftliche Testanleitung. Detailliertere Abbildungen und Beschreibungen der Muskeltests werden Ihnen im großen Handbuch *Gesund durch Berühren* oder in den TFH-Kursen 1–4 und in deren Arbeitsunterlagen vermittelt. In der oberen linken Ecke jeder Zeichnung ist die entsprechende Seitenzahl des Buches *Gesund durch Berühren* angegeben; den entsprechenden Wirbelsäulen-Reflexpunkt finden Sie in der oberen rechten Ecke.

Möglichkeiten des Balancierens mit Touch for Health

1. Die 14-Muskel-Balance (*fix as you go*)
2. Die 14-Muskel-Balance „plus x“(Für jeden abgeschalteten Muskel, den Sie finden, überprüfen Sie andere Muskeln desselben Meridians.)
3. Die 42-Muskel-Balance
4. 14-Muskel-1-Punkt-Balance mit dem Meridianrad – Biberdamm, Dreiecke, Quadrate und Achsen (Mittag-Mitternacht-Gesetz)
5. 42-Muskel-1-Punkt-Balance mit dem Meridianrad
6. 14- oder 42-Muskel-1-Punkt-Balance mit den 5 Elementen
7. 14- oder 42-Muskel-1-Punkt-Balance mit den Metaphern der 5 Elemente
   a) Laut-/Emotionsbalance
   b) Farbbalance
   c) Andere Metaphern der 5 Elemente
8. 14- oder 42-Muskel-Testen und Überkreuzbewegungen, gefolgt von beliebigen Aktivitäten von 1 bis 7
9. 14- oder 42-Muskel-Testen und Nahrungsmittelbalance
10. Balancieren und danach Überprüfen auf schwächende Nahrungsmittel
11. Balancieren und danach Überprüfen emotionaler Stressoren der Vergangenheit, Gegenwart und/oder Zukunft (Balancieren mit ESR)
12. Balancieren der Augenenergie
13. Balancieren der Ohrenenergie
14. Balancieren mit der Acht
15. Balancieren der Schrittkoordination
16. Tageszeitbalance
17. Balancieren von Muskeln auf eine bestimmte Fehlfunktion oder auf Schmerzen
18. Schmerzklopfen

19. Schmerzlinderung mit Golgi- und Spindelzell-Reflexen
20. Balancieren reaktiver Muskeln
21. Schmerzlinderung durch Abfahren, Fluten oder Massieren der Meridiane
22. Einfache Schmerzlinderung durch allgemeine Massage der neurolymphatischen Punkte
23. Bewertung von Schmerzen oder einer eingeschränkten Funktion auf einer Analogskala
24. Kombination von Techniken
25. Testen, welche Technik Priorität hat, das heißt, die beste ist (Funktionskreislokalisieren)
26. Vortests: Test auf Meridianumkehr, Einschalten, korrekter Indikatormuskel und Wasser

Erläuterungen zur Liste der Möglichkeiten

Diese Liste der Möglichkeiten ist als Gedächtnisstütze für diejenigen gedacht, die bereits mit dem TOUCH FOR HEALTH-System vertraut sind. Sie enthält einige der verschiedenen Techniken, die im Handbuch *Gesund durch Berühren* stehen und in den TFH-Kursen 1 bis 4 gelehrt werden. Die nachfolgenden Hinweise sollen Ihnen eine Vorstellung von den vielseitigen Anwendungsmöglichkeiten des TFH vermitteln und in Einzelfällen sehr einfach erklären, wie einige dieser Möglichkeiten zu nutzen sind. Wenn Sie mehr lernen wollen, schlagen Sie im Handbuch *Gesund durch Berühren* nach oder machen Sie einen Schnupperkurs bei einem autorisierten TFH-Instruktor in Ihrer Nähe.

Möglichkeiten 1–3: 14-, 14+- und 42-Muskel-Balance (*fix as you go*)

Das TFH-System arbeitet mit mindestens einem Muskel für jeden Hauptmeridian (Meridiane kann man sich als Bahnen für das *Chi*, die Lebensenergie, vorstellen). Somit testen wir zumindest 14 Muskeln, in erster Linie als Indikatoren für den Energiestrom in den zugehörigen Meridianen. Dann können wir die „blockierte“ Energie in jedem Meridian balancieren, die durch einen irgendwie abgeschalteten Muskel angezeigt wird. Wenn wir jeden Meridian einzeln überprüfen und balancieren, sprechen wir von einer „Sofortkorrektur“. Eine schnelle 14-Muskel-Balance mit „Sofortkorrektur" ist als tägliches, ganzheitliches „Einstimmen" eine großartige Sache und kann für das Erreichen unserer individuellen Ziele von großem Nutzen sein.

Wollen wir ein wenig gründlicher vorgehen, können wir den 14-Muskel-Test „plus x" machen, das heißt, wir können für jeden beeinträchtigten Meridian die anderen zu ihm gehörigen Muskeln testen. Bei einigen Meridianen, dem Zentralgefäß zum Beispiel, gibt es nur *einen* Muskel, den man testen muss, andere Meridiane haben *mehrere*. Wenn wir zum Beispiel eine Imbalance im der Lunge zugeordneten *Serratus anterior* feststellen, können wir gleich noch drei zusätzliche Muskeln testen. Wir können uns auch dafür entscheiden, alle 42 Muskelpaare zu testen und jeden abgeschalteten Muskel bzw. Meridian gleich zu korrigieren (zu balancieren). Das ermöglicht es uns, beim Beurteilen, Balancieren und Wiederherstellen unseres Energiegleichgewichts mit größter Sorgfalt vorzugehen.

Möglichkeiten 4–7: 1-Punkt-Balance (Bewertungsbalance)

Bei der Energiebalance können wir die Reflexpunkte für jede gefundene Imbalance bearbeiten (gleich korrigieren). Wir können aber auch zunächst einmal alle Muskeln testen (14, 14+ oder 42), uns dann das Imbalancemuster ansehen und eine Stelle auswählen, die uns für den Beginn der Balance logisch erscheint. Wir bewerten alle Energieblockaden und balancieren dann. Wir können die Muster im Meridianrad oder in den chinesischen Zyklen der 5 Elemente (*Sheng*-/Ernährungszyklus und *Ko*-/Kontrollzyklus) betrachten. Oft müssen wir nur einen einzelnen „Schlüssel"-Meridian balancieren und alle anderen Meridiane kommen ebenfalls ins Gleichgewicht (wie sich das an allen zugehörigen Muskeln zeigt, die bei erneutem Testen „stark" sind oder sperren). Andernfalls können wir die verbliebenen abgeschalteten Muskeln (es sind fast immer nur wenige) auch noch balancieren.

Möglichkeiten 8–16: Weitere alleinige oder zusätzliche Techniken

Jede dieser ergänzenden Techniken kann „alleine" zum Balancieren unserer Energien oder als „zusätzliche" Technik eingesetzt werden, wenn nach dem Balancieren der 14 Meridiane noch Imbalancen vorliegen, damit die Energie im ganzen Menschen frei zu fließen beginnt. Wir empfehlen den ganzheitlichen Zugang über die 14 Meridiane, wann immer das möglich ist, da die Ergebnisse dieser Vorgehensweise tief greifender und länger anhaltend zu sein scheinen, doch kann man mit den anderen Techniken seine Energie natürlich schnell mal „auf Touren" bringen. Weitere Informationen über diese Techniken entnehmen Sie bitte dem Buch *Gesund durch Berühren* oder den TFH-Kursen 1–4 und den Arbeitsunterlagen dazu.

Möglichkeit 17: Balancieren um einen Problemmuskel oder ein Problemgebiet herum

Mit dem Schaubild auf Seite 125 in Ihrem Handbuch *Gesund durch Berühren* oder mit den Schaubildern im vorliegenden Buch können Sie diejenigen Muskeln finden und balancieren, die mit Schmerzen oder Funktionsstörungen eines bestimmten Muskels oder einer Körperregion zu tun haben. Die besten Ergebnisse erzielt man, wenn man zunächst die 14 Meridiane auf ein positives Ziel hin balanciert und danach die mit einer Problemzone verbundenen Muskeln überprüft. Oft verschwinden Schmerzen oder Funktionseinschränkungen oder werden genügend gebessert, ohne dass man sich direkt mit dem betroffenen Gebiet beschäftigt. (Das heißt nicht unbedingt, dass dann auch körperliche Verletzungen oder Beschwerden verschwunden sind; setzen Sie also Ihren gesunden Menschenverstand ein und seien Sie entsprechend aufmerksam.)

Möglichkeiten 18–25: Weitere alleinige oder zusätzliche Techniken

Jede dieser ergänzenden Techniken kann „alleine" zum Balancieren unserer Energien oder als „zusätzliche" Technik eingesetzt werden (wenn nach dem Balancieren der 14 Meridiane noch Imbalancen vorliegen), damit die Energie im ganzen Menschen frei zu fließen beginnt. Wir empfehlen den ganzheitlichen Zugang über die 14 Meridiane, wann immer das möglich ist, da die Ergebnisse dieser Vorgehensweise tief greifender und länger anhaltend zu sein scheinen, doch kann man mit den anderen Techniken seine Energie natürlich schnell mal „auf Touren" bringen. Weitere Informationen über diese Techniken entnehmen Sie bitte dem Buch *Gesund durch Berühren* oder den TFH-Kursen 1–4 und den Arbeitsunterlagen dazu.

Möglichkeit 26: Vortests auf Wasser, Einschaltpunkte und IM (einen korrekten Indikatormuskel)

Diese Vortests sind bei der Orientierung der balancierenden Person und der Person, die balanciert wird, von großem Nutzen. Dadurch können beide ein gegenseitiges Gefühl für die Förderung und Hemmung von Energie entwickeln und energetisches „Durcheinander" klären, das die Ergebnisse der Muskeltests verfälschen könnte.

Einschalten

Beim Testen auf „Switching" (elektrisches Durcheinander im Körper) kommt oft heraus, dass jemand unter Stress steht. Das heißt, wenn wir testen und korrigieren würden, ohne uns um dieses „Durcheinander" zu kümmern, würden wir wohl nicht die besten Ergebnisse erzielen. Insbesondere für Testanfänger ist es hilfreich, verwirrende, durch Switching bedingte Ergebnisse möglichst gering zu halten.

Es ist deshalb eine gute Idee, sich vor einer Balance „einzuschalten". Und immer dann natürlich, wenn wir das Gefühl haben, dass wir ein bisschen Klarheit brauchen können, oder bevor wir uns an eine anspruchsvolle Arbeit machen.

Wie man sich einschaltet

Legen Sie eine Hand auf den Nabel und reiben Sie mit der anderen die beiden Stellen, an denen die Schlüsselbeine und das Brustbein zusammentreffen (Ni 27, die Endpunkte des Nierenmeridians). Hände wechseln und wiederholen.

Legen Sie eine Hand auf den Nabel und reiben Sie mit der anderen knapp über der Mitte der Oberlippe und knapp unter der Mitte der Unterlippe (Endpunkte von Zentral- und Gouverneursgefäß). Hände wechseln und wiederholen.

Legen Sie eine Hand auf den Nabel und reiben Sie das Steißbein. Hände wechseln und wiederholen.

Test auf Meridianumkehrung

Das Zentralgefäß verläuft über die Körpermitte gerade nach oben. Fährt man mit einem Finger oder mit der Hand vom Schambein zur

Unterlippe (als würde man einen Reißverschluss schließen), verstärkt man den Energiefluss in diesem Meridian und löst allgemeine Energieblockaden, insbesondere solche, die mit dem Energieverlust des Körpers zu tun haben. Mit dieser weiteren einfachen Übung können wir uns schnell balancieren und unerwartete Ergebnisse beim Muskeltesten gering halten. Fahren Sie den Meridian drei Mal ab.

Vortests

Diese Vortests sind sehr hilfreich, um Probleme zu klären, die nicht zur Sache gehören und die Ergebnisse des Muskeltests verfälschen können, aber auch, um uns auf einander einzustellen. Gerade für Testanfänger ist es sehr hilfreich, genau unterscheiden zu können, wann ein Muskel testbereit ist (sperrt) und wann er abschaltet (entriegelt).

Test auf einen zuverlässigen Indikatormuskel (IM)

Im Folgenden geht es um die beeindruckenden „ersten Experimente" im Muskeltesten. Falls TFH für Sie noch neu ist, sollten Sie, bevor Sie diese Techniken ausprobieren, zuerst diesen gesamten Teil über das Muskeltesten durchlesen.

(Zuerst „einschalten")

1. Den Muskel überprüfen

Bitten Sie die Testperson, ihre zunächst herunterhängenden und gestreckten Arme etwa um 40° nach vorne anzuheben. Drücken Sie ein wenig oberhalb der Handgelenke auf die Arme, um sie an ihren jeweiligen Platz an der Seite des Körpers zurückzubringen. Wenden Sie einen Druck von weniger als 1 Kilogramm an und halten Sie diesen Druck für etwa 2 Sekunden, um zu sehen, ob der Muskel sperrt. (Auch wenn der Arm bis max. 6 Zentimeter „nachgibt", gilt das immer noch als Sperren.) Die getesteten Arme werden entweder fest bleiben und „sperren" oder nachgeben und „entriegeln". Beachten Sie, dass dies der Test für den *Deltoideus anterior* (den vorderen Deltamuskel) ist, und schauen Sie sich im Schaubild für den Gallenblasenmeridian die Umrisszeichnung vom Muskeltest und die Reflexpunkte an.

2. Korrigieren, wenn er nicht sperrt

Gibt er nach, dann legen Sie die Finger einer Hand auf die vordere Fontanelle am Kopf und reiben mit der anderen Hand gleichzeitig den dritten, vierten und fünften Zwischenrippenraum, neben dem Brustbein auf dem Brustkorb. Der Muskel sollte nun sperren.

3. Biomechanische Überprüfung (challenge)

Setzen Sie nun die auf der Vorderseite der Schulter gelegenen Muskeln unter Stress, indem Sie sie „abschalten". Drücken Sie den Muskelbauch zusammen und testen Sie erneut. Sie sollten nun entriegeln. Ziehen Sie den Muskelbauch auseinander und testen Sie noch einmal. Sie sollten jetzt sperren.

4. Unerwartete Muskelreaktion

Bei der Suche nach einem IM kann es vorkommen, dass ein Muskel nicht erwartungsgemäß sperrt oder entriegelt. Wenn Sie beispielsweise den vorderen Deltamuskel testen, kann das Zusammendrücken oder Dehnen der Fasern des Muskelbauchs ohne Wirkung bleiben. Die folgenden Vorschläge, die Sie in beliebiger Reihenfolge durchführen können, sind hier hilfreich.

- Lassen Sie die Testperson einige Schluck Wasser trinken.
- Lassen Sie sie einige langsame, entspannte Atemzüge machen.
- Stimulieren Sie Ursprung und Ansatz des Muskels.
- Vergewissern Sie sich (durch Fragen), dass kein Stress vorliegt.
- Halten Sie die ESR-Punkte.
- Visualisieren Sie den Muskel, wie er sich entspannt oder „auftaut".
- Überprüfen Sie, ob andere Muskel rekrutiert wurden (siehe Abschnitt über das Muskeltesten).
- Bitten Sie die Testperson „testbar" zu sein.
- Bitten Sie die Testperson sich vorzustellen, dass sie die Hand des Testarmes in den Boden drückt.
- Arbeiten Sie kreativ und benutzen Sie Techniken aus der TFH-Synthese.

5. Emotionale Überprüfung

Testen Sie, während die Testperson an etwas denkt, das ihr ein wenig unangenehm oder peinlich ist oder Angst macht. Als normale Reaktion

Grundlagen

auf Stress sollte der Muskel abschalten. Lassen Sie die Testperson an etwas Angenehmes und Freudiges denken. Der Muskel sollte jetzt sperren.

6. Biochemische Überprüfung

Riecht die Testperson an Ammoniak oder Filzstiften, so wird der Muskel ausnahmslos abschalten. Selbst die bloße Vorstellung von ranzigem Fett wird Wirkung zeigen. Nach ein paar Atemzügen frischer Luft sollte der Indikatormuskel beim erneuten Testen wieder sperren.

7. Energetische Überprüfung

Man kann den Test auf Meridian-„Umkehrung" (siehe unten) als energetische Überprüfung zum Auffinden eines geeigneten IM heranziehen. Haben wir einen IM gefunden, so können wir mit seiner Hilfe den energetischen Zustand seines zugehörigen Meridians oder die energetische Reaktion auf verschiedene Überprüfungen feststellen.

Die Energie im Zentralgefäß

Erhält das Gehirn zu wenig Energie, kommt es zu Konzentrationsstörungen, Verwirrung und Unklarheit (*vagueness*). Die nachfolgende Übung balanciert das Zentralgefäß, also die mit der Gehirnfunktion verbundene Energiebahn, die vom Schambein zur Unterlippe verläuft.

Vortest auf korrekte Funktion des Zentralgefäßes (Meridianumkehrung)

- Arbeiten Sie mit einem klaren IM.
- Bitten Sie die Testperson, mit einer Hand das Zentralgefäß (vom Schambein zur Unterlippe) auszustreichen, und testen Sie den IM nochmals.
- Er sperrt = erwartete Reaktion
- Er entriegelt = Meridian-„Umkehrung" – Meridian bürsten/fluten (siehe unten)
- Bitten Sie die Testperson, den Meridian gegen die Fließrichtung (von der Unterlippe zum Schambein) abzufahren, und testen Sie den IM nochmals.
- Er entriegelt = normale Reaktion

– Er sperrt = Überenergie im Zentralgefäß – bürsten/fluten Sie das Zentralgefäß (siehe unten).

Das Bürsten/Fluten eines Meridians

– Fluten Sie den Meridian, indem Sie ihn mehrere Male in und gegen die Fließrichtung „bürsten", das heißt ausstreichen. Beenden Sie das „Bürsten" mit zwei oder drei „Strichen" in Fließrichtung vom Schambein zur Unterlippe.
– Wiederholen Sie nach der Korrektur die bisherigen Tests. Ist das Problem nach der Korrektur noch nicht behoben, so bitten Sie die Testperson, ihre Schultern hängen zu lassen und sich zu entspannen, ihre Knie zu lockern, ein paar tiefe Atemzüge zu machen, „testbar zu sein" usw., wie beim IM-Test in Schritt 4 (siehe oben, Seite 27).

Vortests auf Switching (Einschaltpunkte)

Wie Switching-Probleme sich zu erkennen geben

Rechts-links-Switching zeigt sich als Verwechslung von rechts und links und in Form der „dyslektischen" Tendenz, „d" und „b" zu verwechseln.

Oben-unten-Switching zeigt sich als Schwierigkeit, Treppen hinauf- und hinunterzusteigen, als Unsicherheit, aus großen Höhen hinunterzuschauen (oder umgekehrt) und in Gestalt der „dyslektischen" Tendenz, „b" und „p" zu verwechseln.

Zum Vorne-hinten-Switching gehört, dass man beispielsweise ein Auto nicht mit Hilfe des Rückspiegels wenden kann, und dem entspricht auch die „dyslektische" Tendenz, beim Schreiben auf ein Blatt Papier mit den Zeilen nach oben oder nach unten zu rutschen (es geht auf und ab).

– Zur Beseitigung des Rechts-links-Switching halten Sie eine Hand auf den Nabel und reiben mit der anderen unterhalb der inneren Enden der Schlüsselbeine (Ni 27). Hände wechseln und wiederholen.
– Zur Beseitigung des Oben-unten-Switching halten Sie eine Hand auf den Nabel und reiben mit der anderen die Punkte auf der Mitte der Ober- und Unterlippe. Hände wechseln und wiederholen.

– Zur Beseitigung des Vorne-hinten-Switching halten Sie eine Hand auf den Nabel und reiben mit der anderen das Steißbein. Hände wechseln und wiederholen.

Switching-Vortest mit Funktionskreislokalisieren

Bevor man mit dem Testen beginnen kann, müssen Tester und Testperson „eingeschaltet" sein. Durch Funktionskreislokalisieren kann man genau ermitteln, um welches Switching es sich handelt, wenn wir gestresst sind. Zum Funktionskreislokalisieren berührt man einen Reflexpunkt und testet einen IM. Ein Wechsel der IM-Reaktion zeigt an, dass der Reflexpunkt an der Imbalance beteiligt ist.

1. Arbeiten Sie mit einem klaren IM und funktionskreislokalisieren Sie jeden der nachfolgenden Punkte (bei Tester und Testperson!) durch Halten der unten beschriebenen Punkte mit einer Hand und Testen des IM.
    - Die Enden der Schlüsselbeine nahe der Brustbeingrube
    - Das Steißbein
    - Die Ober- und Unterlippe
2. Zeigen einer oder mehrere dieser Punkte an, müssen sich beide Testpartner „einschalten".
3. Schalten Sie sich mit den Übungen von Seite 25 ein.

Vortest auf relativen Wassermangel

Das Wassertrinken wird häufig vernachlässigt. Gleich nach der Atemluft gehört Wasser zu den Primärbedürfnissen des Körpers. Unser Körper besteht zu etwa 70 Prozent aus Wasser. Wir sind davon abhängig, dass in unseren verschiedenen Körpersystemen Flüssigkeiten zirkulieren. Jede lebende Zelle braucht Wasser, so wie sie Nährstoffe und Sauerstoff braucht. Wasser dient dem Körper als Lösungsmittel und je reiner es ist, frei von Mineralien, Weichmachern und Schadstoffen, desto mehr Körpertoxine kann es aufnehmen und desto mehr Nährstoffe kann es zu den Körperzellen transportieren. Gestein enthält keine Nährstoffe. Die Mineralien, die wir aufnehmen, sollten aus unserer lebendigen Nahrung kommen, aus Gemüse, Obst, Getreide und Fleisch. Tiertrainer wissen, dass sie ihren Schützlingen möglichst reines Wasser geben müssen. Menschen verdienen es ebenfalls, so behandelt zu werden.

Ein Gesunder sollte mindestens 20 Milliliter pro Kilogramm Körpergewicht trinken und bei Stress und Krankheit mindestens das Doppelte. Das bedeutet, man sollte täglich mindestens sechs bis acht Gläser Wasser trinken. (Ein Gesunder kann theoretisch bis zu 19 l Wasser täglich vertragen.) Gemeint ist hier reines Wasser. Kaffee, Tee, Fruchtsäfte, Milch und andere Flüssigkeiten zählen nicht! Diese werden im Körper als *Nahrungsmittel* weiterverarbeitet, was der Körper jedoch braucht, ist Wasser. Wir können Wasser ebenso wenig durch andere Flüssigkeiten ersetzen, wie wir die Autobatterie mit Milch auffüllen sollten oder das Dampfbügeleisen mit Tomatensaft, und wir würden die Wände ja auch nicht mit Kaffee abwaschen.

Um leistungsfähig zu sein, klar denken zu können, geistig und körperlich funktionsfähig zu sein und für einen reibungslosen Ablauf der Muskelbewegung ist der Körper in hohem Maße auf Wasser angewiesen. Ohne reines Wasser funktioniert das elektrische System des Körpers nicht richtig und das Lymphsystem und die Organfunktionen werden in Mitleidenschaft gezogen. Wenn der Test es anzeigt, sprechen wir davon, dass der Betreffende auf einer subtilen energetischen Ebene unter einem relativen Wassermangel leidet. Das heißt, es gibt ein mit Wasser verbundenes energetisches Problem. Das kann, muss aber nicht mit der Menge an Wasser zu tun haben, die dem Körper in diesem Moment zur Verfügung steht. Wenn wir Wasser trinken, füllen wir unseren Wasserbedarf wohl nicht unmittelbar auf, aber nun hat das System die Information bekommen, dass Wasser zur Verfügung steht. Nun kann unser natürliches Durstgefühl aktiviert werden oder wir nehmen es vielleicht bewusster wahr oder können Durst von Hunger oder anderen Gelüsten unterscheiden. (Versuchen Sie, erst einmal Wasser zu trinken, wenn Sie Heißhunger oder andere Gelüste haben! Wasser ist manchmal das, wonach ihr Körper wirklich schreit!)

Bitten Sie die Testperson an einem Haarbüschel zu ziehen und testen Sie den IM.

– Sperrt er, so liegt kein relativer/energetischer Wassermangel vor.
– Entriegelt er, so kann es notwendig sein Wasser zuzuführen.

Korrektur bei Wassermangel: Beide Beteiligten trinken Wasser und testen dann noch einmal.

Das Touch for Health-Muskeltesten

Selbst nach 30 Jahren des Entwickelns und Lehrens von TFH bleibt das Phänomen des Muskeltestens noch von einem Hauch des Geheimnisvollen umgeben. Dabei ist das TFH-Muskeltesten eine mechanische Fähigkeit, die von jedermann erlernt werden kann. Doch was der Test bedeutet und was wir damit machen, das ist mehr im Zusammenhang damit zu sehen, welche Testbeziehung zwischen zwei Menschen besteht, als mit der genauen Beobachtung einer individuellen Muskelreaktion.

Mit dem Muskeltest bekommen wir eine unmittelbare, subjektive (wenn auch objektiv beobachtbare) und persönlich bedeutsame Messmethode an die Hand, die uns den Zugriff auf wirksame Techniken gestattet, die es ermöglichen, Veränderungen zu bewirken und diese physisch, mental, emotional und spirituell in der Gesamtpersönlichkeit zu verstärken. Meistens messen wir gar nicht die bloße körperliche Stärke eines Muskels, sondern nehmen die Muskelreaktion eher als sichtbares Anzeichen für Veränderungen in unserer Energie. Das TFH-Muskeltesten ist sowohl ein Biofeedback-Mechanismus, der uns feine Hinweise darauf gibt, wie unsere Lebensenergie auf vielen Ebenen beeinflusst wird, als auch eine konkrete Übung, die in das neuromuskuläre System eingreift, um die Körperhaltung zu balancieren. Welche Erfahrungen jeder Mensch mit dem Muskeltesten macht und was er dadurch lernt, hängt von seinen individuellen und kollektiven Glaubensgrundsätzen ab. Diese Glaubensgrundsätze sind meist implizit und werden nicht explizit diskutiert.

Mit dem Touch for Health-System des Muskeltestens und der Energiebalance sollen folgende Ziele erreicht werden:

1. Einblick in und Bewusstheit über die subtilen Veränderungen der gesamten Persönlichkeit zu gewinnen. Dazu gehören:
   - Ein ursprüngliches Gefühl dafür, wie sich Wohlbefinden, Balance sowie Energiestrom und Energieblockaden generell ausdrücken
   - Ein subtiles Gefühl für die Eigenwahrnehmung von Muskelfunktion und Muskelreaktion (die Lage und Stellung des Muskels bewusst körperlich wahrnehmen können)
   - Subtile Veränderungen der Eigenwahrnehmung von Muskelfunktion und Muskelreaktion

– Entsprechende Veränderungen in der Körperhaltung, der Einstellung, der Emotion, der geistigen Funktion usw.

2. Sinn und Zweck der Entwicklung dieser Bewusstheit ist es, dass die Person, die balanciert wird, mehr Ganzheit auf allen Seelenebenen und eine bessere Integration ihrer Persönlichkeit sowie in sozialer Hinsicht, in Bezug auf ihr Milieu und das Leben, das sie führt, erfahren kann.
3. Die Balance der Körperhaltung und der fehlerhaften Schrittkoordination wiederherzustellen sowie den Bewegungsradius und die Stärke und die Energie zu verbessern
4. Homöostase in den verschiedenen Systemen zu erreichen, damit Heilung wirksamer vonstatten gehen kann
5. Den Hilfe Suchenden beim Erkennen von Imbalancen zu unterstützen, so dass Veränderungen in der Funktion, im Gefühl und im Verhalten eintreten können, wodurch ein möglicher Beginn pathologischer Prozesse leichter verhindert oder hinausgezögert werden kann
6. Uns des Touch for Health-Modells von Heilung und der impliziten Annahmen anderer Heilungsmodelle bewusst zu sein und einander in diesem Sinne zu unterstützen, damit die Ziele und Erwartungen klar sind und wir aus der Hilfe einer anderen Person, insbesondere eines Fachmanns im Gesundheitswesen, den höchst möglichen Nutzen ziehen
7. Uns der Glaubenssysteme im persönlichen und kulturellen Bereich bewusst zu sein und einander in diesem Sinne zu unterstützen sowie darauf zu achten, wo diese in Konflikt mit unseren Bestrebungen und Zielen geraten können

Das Phänomen der Blockade oder der Lösung von Muskeln (*vor* bzw. *nach* der TFH-Intervention) kann direkt beobachtet werden und ist für Tester und Testperson relativ leicht festzustellen. Mit ein wenig Erfahrung und Übung kann jeder die Veränderungen in der Muskelreaktion erkennen und, was noch wichtiger ist, die Veränderung bei der Testperson selbst, deren Muskeln getestet wurden und deren Energie balanciert wurde; dazu gehört vor allem auch, wie sie sich vor und nach der Intervention *fühlt*.

Mit diesem System können wir das Fließen der Energie in den Meridianen beurteilen. Indem wir die relative Stärke eines zu einem bestimmten Meridian gehörenden Muskels testen, erhalten wir einen

Hinweis auf die Energie in diesem Meridian. Wenn der Muskel innerhalb eines bestimmten Bewegungsradius sperrt, zeigt das den Energiezustrom zu diesem Muskel (über seinen zugehörigen Meridian) an. Balanciert man den Energiestrom mittels verschiedener Kontaktpunkte, kann man den natürlichen Heilungsprozess unterstützen und die natürliche biologische Rekonvaleszenz verbessern. Und indem man den Energieschub durch erneutes Testen des Muskels bestätigt, kann man die positiven Veränderungen mit der konkreten körperlichen Erfahrung der Reaktion des Muskels verstärken.

Zunächst einmal muss man natürlich die „Mechanik" des Muskeltestens erlernen. Es bedarf einiger Übung, bis man das Gefühl für den leichten Unterschied entwickelt hat, wann ein Muskel sperrt/einrastet und wann er nicht „sperrt/einrastet", wann er sich „weich", „zittrig" oder „schwach" anfühlt oder im Bewegungsbereich des Tests vielleicht gar nicht funktioniert. Arme, Beine oder gar der ganze Körper werden in eine Position gebracht, in der die einzelnen Muskeln relativ isoliert und maximal kontrahiert sind. Dann wird der ausgewählte Muskel sanft in seinem vollen Umfang bewegt, damit die Testperson sich besser auf die Muskelfunktion einstimmen kann und der Meridian, der zu dem zu testenden Muskel bzw. zu der Funktion gehört, einen „Wink" erhält.

Nachdem wir die Gliedmaße also in die entsprechende Position gebracht haben, bewegen wir sie durch das gesamte Bewegungsspektrum, das in dieser Lage zur Verfügung steht. Dann beginnen wir in derjenigen Stellung, in der der Muskel maximal kontrahiert ist, und drücken etwa 2 Sekunden lang mit einer Stärke von weniger als 1 Kilogramm gegen die Gliedmaße, um zu sehen, ob der Muskel *innerhalb eines Spielraums von 5 bis 6 Zentimeter* „sperrt". Hierin besteht der Unterschied zu anderen Systemen des Muskeltestens, die auf die rein physische Stärke eines Muskels in seinem gesamten Bewegungsradius gerichtet sind. In TFH testen wir eigentlich gar nicht die Stärke des Muskels, sondern machen eher seine Reaktion in unterschiedlichen Zusammenhängen sichtbar.

Wenn Sie sich bereit erklären, einem anderen Menschen durch TFH und Muskeltesten zu helfen, müssen Sie eine Reihe von Dingen beachten, um wirksam helfen zu können:

- Betrachten Sie sich bei dieser Zusammenarbeit als untergeordnet. Ihre Aufgabe ist es, den anderen Menschen bei der Erlangung von mehr Bewusstheit zu unterstützen.

- Sagen Sie der Testperson immer, dass sie den Prozess jederzeit abbrechen kann, sei es durch das Wort „Stopp“ oder ein anderes vereinbartes Signal. Falls *Sie* jemanden anleiten, der den Test an *Ihnen selbst* durchführt, vergewissern Sie sich, dass auch er bereit ist aufzuhören, sobald Sie es sagen.
- Bevor Sie jemanden berühren, überprüfen Sie, ob körperliche oder medizinische Gründe gegen bestimmte Berührungen oder Bewegungen sprechen. Sie sollten im Voraus wissen, ob jemand verletzt ist, damit Sie das Problem nicht noch verschlimmern. Sie können vielleicht die *Umgebung* der verletzten Körperregion bearbeiten oder einfach ganz sanft mit schmerzhaften Muskeln umgehen. Möglicherweise werden Sie nur mit ganz leichten Berührungen arbeiten dürfen oder vielleicht unterlassen Sie besser ganz den Versuch, dem Betreffenden auf der körperlichen Ebene zu helfen.
- Stellen Sie sicher, dass Sie sich mit Ihrem Gegenüber über Ihre Vorgehensweise einig sein. Erklären Sie den Reflexpunkt und seine Lage so klar und präzise wie möglich und zögern Sie nicht, die Prozedur abzubrechen, wenn sie Ihnen unangenehm ist.
- Tester und Testperson sollten eine sichere und bequeme Stellung einnehmen. Vermeiden Sie ungeschickte, anstrengende Stellungen und riskieren Sie nicht, sich oder Ihre Testperson zu verletzen.
- Zum genauen Testen muss die Testperson bzw. der Muskel stabilisiert werden. Wenn man zum Beispiel auf einen Arm drückt, muss man eventuell die gegenüberliegende Schulter halten, um einer Drehung des Körpers entgegenzuwirken. So kann man oft uneindeutige Testergebnisse und eine unnötige Überbeanspruchung vermeiden, die dadurch entsteht, dass die Testperson sich bemüht, ihre Haltung nicht zu verändern, während sie sich auf einen subtilen Test konzentriert.
- Testen Sie mit gleichmäßigem, allmählich zunehmenden Druck und nicht „plötzlich und unerwartet“ für die Testperson bzw. den Muskel. Wenn Sie mit einem fast unmerklichen Druck beginnen und ihn allmählich erhöhen, werden Sie vielleicht feststellen, dass Sie schon bei sehr leichter Berührung merken, ob der Muskel „abgeschaltet“ oder frei ist. Der Druck sollte jedoch immer stark genug sein, dass Tester und Testperson die Muskelreaktion spüren können. Im TFH-Modell ist die Testperson ausschlaggebend; das heißt, selbst wenn

Grundlagen

Grundlagen

der Tester eine Muskelreaktion spürt, ist der Test erst dann „gültig", wenn sich beide Parteien darüber einig sind.

- Testdruck braucht nicht stärker als etwa ein Kilogramm zu sein, da der Test die feinen Unterschiede in der Muskelreaktion anzeigen und kein Kräftemessen zwischen Tester und Testperson sein soll.
- Wenn man länger als zwei Sekunden testet, kann ein isolierter Muskel leicht ermüden und nachgeben.
- Zittert der Muskel beim Testen oder sieht es so aus, als werde er nicht innerhalb eines Spielraums von etwa 6 Zentimeter einrasten, so heißt das, dass die Energie im zugehörigen Meridian vermutlich nicht ausgeglichen ist. Machen Sie weiter und werten Sie das als Zeichen dafür, dass eine Verbesserung erzielt werden kann. Schauen Sie, ob es bei maximaler Kontraktion kleine Verbesserungen beim „Sperren" gibt. (Die Verbesserungen können gewaltig sein!)
- Hören Sie auf zu testen, wenn der Test für die Testperson schmerzhaft ist. Betrachten Sie jeden Schmerz, gleichgültig ob er im getesteten Muskel oder an anderer Stelle auftritt, als Zeichen eines behinderten Energiestroms und machen Sie die Korrektur. Schmerz in einem anderen Muskel kann heißen, dass der getestete Muskel andere Muskeln „rekrutiert". Da der Muskeltest so angelegt ist, dass Synergisten im Nachteil sind, kann man einen zugehörigen Muskel leichter verletzten, wenn man den Schmerz ignoriert.
- Hören Sie auf zu testen, wenn Sie selbst Schmerzen dabei haben. Jeder Einzelne muss auf sich achten und ist für sich verantwortlich. Falls Sie nicht auf sich selbst hören und sich schützen, können Sie nicht so effektiv arbeiten. Wenn Sie Schmerzen beim Testen haben, zeigt sich das in Ihrer Haltung und das kann sich auf das Ergebnis auswirken. Außerdem besteht die Gefahr einer Verletzung und dann können Sie anderen überhaupt nicht mehr helfen.
- Wenn die Testperson eine Verbesserung spürt, sollte der Tester diese Verbesserung nicht abstreiten. Im Zweifelsfalle gibt ein Nachtesten nach der Korrektur Aufschluss.

Fragen und Antworten zum Muskeltesten

F.: Was sollte die Testperson spüren?

A.: Die beiden am Test beteiligten Personen achten auf feine Veränderungen im Energiestrom. Die Testperson ist ausschlaggebend für die Beurteilung. Die Testperson sollte versuchen, ganz bewusst wahrzunehmen, ob sie ihre Gliedmaße bequem in die Testposition bringen kann, ob die Testposition oder die Anstrengung, sie beim Testen zu *halten*, Schmerzen verursacht und ob der Muskel leicht oder nur mit großer Mühe zu „sperren" scheint. Im Zusammenhang mit dem Muskeltest geht es darum, das Selbstwahrnehmungsvermögen zu empfinden und zu fördern, es geht um Wohlbefinden und Förderung des Fließens der Energie in der Gesamtpersönlichkeit. Sinn des Muskeltestens und der Energiebalance ist es, diesen Prozess zu verstärken und zu fördern. Daher ist es gut für die Testperson, wenn sie wenigstens ungefähr weiß, wie sie sich in ihrer Ganzheit fühlt, auch wenn sie sich auf die feine und vereinzelte Betrachtung bestimmter Muskeln konzentriert.

F.: Was passiert, wenn man den Muskel in einer bestimmten Lage testet?

A.: 1. Wir verfeinern die Muskelwahrnehmung für die Testperson hinsichtlich seiner Lage im Körper und seines Funktionierens innerhalb seines Bewegungsspektrums. (Die Testperson kann die Position des Muskels allein durch Spüren und dadurch, wie er agiert, wahrnehmen, ohne ihn zu sehen.)

2. Zu einem gewissen Grad isolieren wir den Testmuskel von anderen Muskeln.

3. Wir präzisieren unseren Indikator vom Allgemeinen – „Wie fühlen Sie sich insgesamt?" – zum Spezifischen – „Wie fühlt sich der Energiestrom in diesem begrenzten Bereich an?"

4. Wir schicken uns an, das Gleichgewicht in den verschiedenen Bereichen der Gesamtpersönlichkeit durch Rückschlüsse zu beurteilen, da diese Bereiche dem speziellen Muskel zugeordnet sind.

F.: Wenn es nicht darum geht, nur den Muskel zu testen, und sich das eigentliche Interesse auf die feinen Energieveränderungen konzentriert, warum ist es dann so wichtig, dass wir *genau* testen?

Grundlagen

A.: Die rein körperlich orientierte Vorgehensweise ist unvollständig, aber gut geeignet, um so umfassend und genau wie möglich ein Gefühl für Lage, Stellung, Kontraktion und Lösen der Anspannung des Muskels zu vermitteln. Indem wir unser Muskeltesten fein abstimmen, fördern wir damit die Feinabstimmung *aller* Bereiche der gesamten Persönlichkeit. Selbst ein ungenauer Muskeltest kann noch ein sehr effektives Biofeedback liefern und feine Veränderungen sichtbar machen.

F.: Ich habe mit einem ... (Arzt, Chiropraktiker, Physiotherapeuten, Kinesiologieanwender ...) gesprochen und erfahren, dass der TFH-Test nicht der korrekte Test für den genannten Muskel sei. Sollten wir die Tests im Buch nicht ändern, so dass sie medizinisch und wissenschaftlich korrekt sind?

A.: Nein. Obwohl wir die Muskeltests im Laufe der Jahre schon verfeinert haben und Kinesiologieanwender immer neue und abgewandelte Muskeltests erfinden werden, haben sich die 42 Tests des TFH-Systems in 30 Jahren für Tausende von Menschen als sehr nützlich und wirksam erwiesen und das wird auch so bleiben. In TFH machen wir uns *mehr* Gedanken *darüber*, ob eine *Veränderung* im Muskel beobachtet werden kann und sich daraufhin Veränderungen im ganzen Menschen ergeben. Die Muskeltests, wie sie im Buch *Gesund durch Berühren*, im vorliegenden Buch und in den TFH-Arbeits- und Kursunterlagen beschrieben werden, stehen in enger Korrelation zu den Reflexpunkten und Energiemeridianen des TFH-Systems. Egal wie wir die Muskeltests benennen – für unsere Zwecke sind sie korrekt.

Wir machen uns weniger Gedanken über die exakte Korrelation mit anatomischen Texten oder kinesiologischen Kursmanualen. Sie variiert von Text zu Text, von Schule zu Schule und, was am wichtigsten ist, von Mensch zu Mensch. Wir arbeiten äußerst genau, wenn wir für das individuelle Wesen, das wir unterstützen, die Stellung der maximalen Kontraktion finden, in der die Testperson sich der Funktion des Muskels bewusst werden kann.

F.: Entscheidet nicht der Körper letztlich darüber, was wir brauchen? Ist das Ergebnis des Muskeltests die wichtigste Information?

A.: Nein. Die Person, die nach Energiebalance sucht, ist maßgeblich im Touch for Health-System. Ob nun der Tester anderer Meinung ist oder der Muskeltest den Meinungen zu widersprechen scheint, die jemand über sich selbst hat – es ist Sache des Einzelnen, über die wahre Bedeutung seiner Reaktionen und Veränderungen in den Muskel- und Haltungsfunktionen, im emotionalen, mentalen oder spirituellen Bereich nachzudenken. TFH dient nur dazu, diesen persönlichen Prozess zu unterstützen und zu erleichtern.

Der Test liefert *ein* Stück Information (unter anderen), er sorgt für *einen* Austausch im Rahmen einer eigens dafür hergestellten Beziehung und eines Bewertungsprozesses zu einem Zeitpunkt im Leben eines Menschen. Ein Dichter sagte einmal: „... wie ein Finger, der auf den Mond zeigt. Konzentriere dich nicht auf den Finger, sonst wird dir die himmlische Herrlichkeit entgehen." Das Ergebnis eines Muskeltests ist nur ein Hinweis. Er weist darauf hin, was im Leben eines Menschen Bedeutung hat. Lassen Sie sich vom Muskel nicht so weit verführen, dass Sie vergessen, dass er nicht getrennt von der Persönlichkeit, ihrer Energie, ihren Gedanken, Emotionen, Absichten, Träumen, Glaubenssystemen usw. existiert.

Dies steht im Gegensatz zu einem diagnostischen Modell, bei dem ein Fachmann biomedizinische Messungen und Tests auf Krankheitserreger durchführt und Ihnen dann sagt, was mit Ihnen los ist. Im TOUCH FOR HEALTH-System ist das individuelle Gefühl des Wohlbefindens der primäre Maßstab.

F.: Wie kann ich mich selbst testen?

A.: Wenn Sie niemanden haben, den Sie bitten könnten Sie zu testen, kann es Ihnen schon etwas bringen, wenn Sie einfach darauf achten, wie es Ihnen vor und nach der Bearbeitung der Reflexpunkte, dem Abfahren des Zentralgefäßes und dem Einschalten geht. Für das Testen selbst wäre es schon ideal, wenn Sie jemanden hätten, der Ihnen auf die Arme und Beine drückt. Derjenige muss dabei noch gar nichts von TFH „wissen"; Sie können ihm das Bewegungsspektrum und die Richtung des Muskeltests zeigen und ihm sagen, wie viel Druck Sie haben möchten. Das funktioniert im Allgemeinen sehr gut.

Tipps zum Muskeltesten und Balancieren

Seien Sie wachsam!

Wenn eine Technik nicht zu funktionieren scheint, geben Sie nicht gleich auf, sondern versuchen Sie es mit einem anderen Reflexpunkt oder einer anderen Technik. Sofern sich Tester und Testperson darum bemühen, sich die Einzelheiten der Technik bewusster zu machen und auf leichte Veränderungen oder Verbesserungen zu achten, werden die Techniken meistens funktionieren.

Andererseits können Sie die Balance gefahrlos mittendrin abbrechen, wenn Sie wollen. Wenn die Zeit oder das Befinden es erfordern, dass Sie eine bestimmte Technik oder Balance auslassen, zurückstellen oder unterbrechen, bleibt Ihnen immer noch der Nutzen aus *den* Techniken, die Sie zu Ende führen.

Nach der Bearbeitung eines Reflexpunktes erwarten wir eine Veränderung in unserem Testmuskel. Beim Nachtesten wird der Muskel entweder 1. genauso, 2. schlechter oder 3. besser reagieren.

1. **Der Muskel reagiert genauso wie vorher:** Scheint sich der Muskel nach der Bearbeitung eines bestimmten Reflexpunktes nicht gebessert zu haben, dann ...

   A. fordern Sie die Testperson auf, mehr Präsenz im Prozess zu zeigen. Bitten Sie sie, sich bewusst auf die Lage und das Spüren des jeweiligen Muskels einzulassen.

   B. überprüfen Sie die Testhaltung, den Bewegungsradius und den Testdruck nochmals.

   C. achten Sie auf die Metaphern, die mit dem jeweiligen Muskel, dem Meridian und dem Element in Zusammenhang stehen, und überlegen Sie sich, was diese mit Ihrem eigenen Leben oder Ziel zu tun haben könnten.

   D. versuchen Sie, feine Unterschiede wahrzunehmen. Wenn Sie auch nur die geringste Verbesserung feststellen, betrachten Sie das als entsprechenden Hinweis, selbst wenn der Muskel nicht „ganz sperrt“. Selbst wenn es nur eine leichte Verbesserung gibt, machen Sie weiter mit: „3. Der Muskel reagiert besser.“

E. Wenn es so aussieht, als käme es nicht zu einer Veränderung, können Sie auch versuchen den Muskel zu schütteln, um ihn „aufzuwecken".

F. Sehen Sie schließlich noch einmal die Vortests für Indikatormuskeln und die anderen Vortests durch. Es hilft sehr, wenn man sich die Zeit für diese Vortests nimmt. Schauen Sie unter Schritt 4 des IM-Tests nach, was Sie machen können, wenn die erwartete Muskelreaktion nicht eintritt.

2. **Der Muskel reagiert schlechter:** Wenn der Muskel nach jeder Balance sogar noch schwächer zu werden scheint, dann ...

A. überprüfen Sie auf Überenergie, indem Sie eine Hand auf den Alarmpunkt für den Muskel bzw. Meridian halten und einen IM testen.

B. Wenn ein starker Muskel schwach wird, während Sie den Alarmpunkt halten, dann halten Sie die entsprechenden Akupressurpunkte zum Beruhigen, um die überschüssige Energie in einen anderen Meridian zu leiten.

C. Testen Sie dann den Muskel noch einmal und er wird jetzt wahrscheinlich stark sein.

3. **Der Muskel reagiert besser:** Selbst wenn Sie nur eine geringe Verbesserung bemerken, überprüfen Sie sie, indem Sie eine Hand über den Reflexpunkt halten und den Muskel erneut testen.

A. Wird der Muskel dabei stärker, bearbeiten Sie diesen Reflexpunkt noch einmal.

B. Wird der Muskel dabei schwächer, wechseln Sie zur nächsten Stärkungstechnik.

C. Bleibt der Muskel dabei gleich, so testen Sie den nächsten.

Jede Sitzung ist ein Versuch, die Balance der Lebensenergie zu fördern. Dies ist ein fortlaufender und dauerhafter Prozess. Die vielen verschiedenen Faktoren, die unser Leben ausmachen, stehen immer in einem dynamischen und zyklischen Gleichgewicht mit der Lebensenergie. Balancieren und immer wieder balancieren ist ein fortlaufender Prozess. Es ist deshalb in Ordnung, wenn Sie die Dauer einer TFH-Balance auf Ihren Zeitrahmen abstimmen.

Ein Wort zum Überprüfungstest (*challenge*)

Nach der Balance wollen wir natürlich sichergehen, dass wir genug dafür getan haben, dass der Muskel stark bleibt. Haben Sie bei einem zunächst schwachen bzw. entriegelten Muskel mit Nachtesten festgestellt, dass er jetzt stark ist, bitten Sie die Testperson, Ihre Finger auf die Punkte zu legen, an denen Sie gerade gearbeitet haben, und testen noch einmal. Wird der Muskel dabei wieder schwach, so arbeiten Sie mit der für ihn geeigneten nächsten Stärkungstechnik weiter und überprüfen erneut. Bleibt der Muskel bei dieser Überprüfung stark, ist er genügend gestärkt. Machen Sie mit dem nächsten Muskeltest weiter.

So wird überprüft:

- Sind beide Seiten schwach, so arbeiten Sie mit den zugehörigen Wirbelsäulenreflexen.
- Testen Sie beide Seiten noch einmal. Sperren sie beide, so machen Sie mit dem nächsten Muskeltest weiter. Sperrt nur eine, korrigieren Sie mit den neurolymphatischen Reflexpunkten (NL).
- Testen Sie den Muskel noch einmal. Wenn er jetzt sperrt ...
- Überprüfen Sie, indem Sie während des Testens einen NL berühren. Sperrt der Muskel, machen Sie mit dem nächsten Muskeltest weiter. Entriegelt er, während Sie den NL halten, dann ...
- arbeiten Sie mit den entsprechenden neurovaskulären Kontaktpunkten (NV) und testen Sie noch einmal, während Sie wieder den NL halten.
- Ist der Muskel stark, überprüfen Sie die NV-Punkte, indem Sie während des Testens einen NV-Punkt halten. Bleibt er dabei stark, testen Sie den nächsten Muskel. Entriegelt der Muskel, arbeiten Sie mit der nächsten Reflextechnik weiter.
- Arbeiten Sie sich durch die Balancierungstechniken, bis der Muskel nach dem Überprüfen aller Reflextechniken beim Testen stark bleibt.

Grundschema für die Reihenfolge der Reflexpunkte:

- Wirbelsäulen-Reflexpunkte
- Neurolymphatische Reflexpunkte

- Neurovaskuläre Reflexpunkte
- Den Meridian abfahren
- Ursprung-Ansatz-Technik
- Akupressur-Haltepunkte

Die Reihenfolge der Stärkungstechniken wurde, wie im gesamten TFH-System üblich, nach dem Gesichtspunkt entwickelt, das Verfahren so mühelos, einfach und wirksam wie möglich zu gestalten. Mit dieser Reihenfolge wurden im Laufe Tausender von Balancen die besten Ergebnisse bei geringstem Zeitaufwand erzielt. Mit zunehmender Beherrschung der Techniken und je mehr Sie zu Ihrem eigenen Stil und Ihren bevorzugten Vorgehensweisen finden, werden Sie die Techniken vielleicht in einer anderen Reihenfolge anwenden wollen, die Sie für noch einfacher und wirksamer halten, oder mit Hilfe des Funktionskreislokalisierens die passende Reflextechnik für den Beginn bestimmen.

Das Funktionskreislokalisieren

In TFH arbeiten wir mit Reflexsystemen, die mit bestimmten physiologischen Systemen verbunden sein können – nämlich mit Wirbelsäulen-Reflexpunkten, neurolymphatischen und neurovaskulären Reflexpunkten, Meridianen usw. –, doch wir konzentrieren uns darauf, in welcher Weise eine Muskelreaktion durch diese Reflexe positiv beeinflusst werden kann und wie sich dadurch ein Hinweis auf den Energiestrom ergibt.

Aus energetischer Sicht wissen wir, dass ein „intakter" Funktionskreis vorliegt, wenn ein Muskel sperrt. Physiologisch bedeutet dies, dass die sensiblen Nerven unseren Testdruck registriert und diese Information an das Rückenmark und das Gehirn geleitet haben. Dessen Reaktion bestand darin, die Information „sperren" über die motorischen Nerven an die Muskeln zu melden. Sperrt der Muskel nicht, so wissen wir, das irgendwo in diesem Energiefunktionskreis eine Imbalance besteht.

Bei der 14-Muskel-Sofortbalance korrigieren wir in einer vorgegebenen Reihenfolge, bis die Muskeln sperren und bei Überprüfung des Reflexes gesperrt bleiben. Wir können auch funktionskreislokalisieren, bevor wir an den Reflexpunkten arbeiten, um die Reflexpunkte zu ermitteln, die den Muskel stärken. Es kann durchaus sein, dass der „Meridianspaziergang“ im diesem Augenblick am wirksamsten ist; wenn wir also damit beginnen, können wir gegenüber der Reihenfolge WSR – NL – NV – Meridian viel Zeit sparen.

ESR – *Emotional Stress Release* (Abbau emotionalen Stresses)

Eine sehr wirksame Balancetechnik im TFH ist ESR. Man hat das Gefühl, dass diese einfache Methode bei Stress, Trauma, Überlastung, Unfall, Druck in der Arbeit oder in der Beziehung usw. gut wirkt. Man berührt leicht die Stirnhöcker, zwischen dem Haaransatz und den Augenbrauen, über den Augen. (Das sind die neurovaskulären Kontaktpunkte für den Magenmeridian, siehe Schaubild Magenmeridian.) Leichtes Berühren dieser Reflexpunkte harmonisiert die Energie im Vorderhirn, in dem generell *neue* Möglichkeiten und Ideen verarbeitet werden. Hier kann das Gehirn kreativ arbeiten und neue Lösungen erdenken, ohne dass es von Emotionen überwältigt wird.

Bei Stress ist unsere übliche Reaktion „Kampf oder Flucht“, wie wir es vor Urzeiten zum Überleben gelernt haben. Auf die heutige Zeit übertragen bedeutet das oft Wut oder Angst und eine Reaktion auf Grund früherer Erfahrungen. Mit ESR können wir neue Lösungen ersinnen und haben die Wahl, unsere Reaktion auf Stress zu verändern.

Wie man ESR einsetzt

Machen Sie die üblichen Vortests; es wäre ideal, wenn Sie mindestens auch die 14-Muskel-Balance machen würden. Wählen Sie einen starken Indikatormuskel. (Der *Pectoralis major clavicularis* ist besonders gut, da er Bezug zum Magenmeridian hat. Bei einer emotionalen Verletzung ist der Magenmeridian direkt betroffen, man fühlt sich dann aufgewühlt und manchmal wird es einem übel.) Testen Sie, während die Testperson an ihr Problem denkt. Entriegelt der Muskel, so bitten Sie sie, ihre Stirnbeinhöcker zu halten (oder Sie selbst machen das), während sie an ihre stressbesetzte Situation denkt. Die Stirnbeinhöcker sind meist leichte Wölbungen auf der Stirn, über der Mitte der Augen, in der Mitte zwischen den Augenbrauen und dem Haaransatz. Es kann passieren, dass man das mehrmals machen muss. Wenn die

Testperson glaubt, dass sie lange genug gehalten hat, soll sie an die Stresssituation denken, während Sie den Indikatormuskel nachtesten. Er wird sperren, sofern der Prozess abgeschlossen ist. Wir haben nicht die *Erinnerung* an die Verletzung oder den Stress verändert, wir haben die *Reaktion* auf die Erinnerung an die Verletzung oder den Stress verändert. Damit wird es möglich, auf ähnliche Erfahrungen künftig anders zu reagieren.

Da die ESR-Punkte neurovaskuläre Punkte sind, deren Berührung feine Veränderungen in der Gefäßzirkulation speziell im Gehirn bewirkt, ist es zweckdienlich, verschiedene Gehirnareale mit einzubeziehen – und die Visualisierung lebendiger zu gestalten –, indem Sie die Testperson bitten, ihre Ziele oder ihre stressbesetzten Problemsituationen unter Einbeziehung ihrer fünf Sinne zu betrachten. Sie könnten fragen: „Wenn Sie Ihrem Ziel einen Geruch zuordnen könnten, was für einer wäre das? Welche Farbe würden Sie Ihrer Stresssituation spontan geben? Wenn Sie sich vorstellen, wie Sie Ihr Ziel erreichen, welche Klänge, Stimmen, Worte hören Sie dabei? Welche physischen, körperlichen, taktilen Empfindungen haben Sie dabei?" Je sensibler Sie werden, desto mehr wird es Ihnen gelingen, einen Puls in jedem der Punkte zu fühlen. Bei jedem Aspekt der stressbesetzten Erinnerung oder Situation werden die Pulse durch das Halten der Punkte wieder synchron. Während man sich mit den unterschiedlichen Aspekten befasst, können die Pulse zunächst asynchron und dann wieder synchron werden.

ESR ist geeignet bei einfachen mentalen Blockaden, zum Beispiel bei Prüfungen, Interviews, Überwältigung, Konfrontationen und bei Unfällen oder Verletzungen etc. ESR hilft auch, den Stress aus früheren Erfahrungen oder erwarteten künftigen Ereignissen abzumildern.

Manchmal braucht man einen Rückzugsraum

Wenn man mit ESR arbeitet, um traumatische Erlebnisse aufzulösen, kann es notwendig werden, einen „Rückzugsraum" einzurichten. Dieser kann tatsächlich oder nur in der Vorstellung existieren und er kann es der Testperson ermöglichen, sich, falls nötig, eine „Auszeit" vom Prozess zu nehmen. Ein IM sollte sperren, wenn die Testperson an ihren Rückzugsraum denkt. (Wenn Sie mit einem „Rückzugsraum" arbeiten, bitten Sie die Testperson anzuzeigen, wann sie den Prozess wieder aufnehmen möchte.) Es kann manchmal vorkommen, dass eine Emotion hochkommt und sie zu überwältigen droht. Dann können wir der Testperson vorschlagen, an etwas Neutrales zu denken, zum Beispiel „frisches Brot". Sie kann sich dann entscheiden, ob sie mit der Emotion arbeiten oder sie auf einen anderen Zeitpunkt verschieben oder eine andere Umgebung dafür aussuchen möchte. Manche Menschen möchten gerne tränenreich durch einen Prozess hindurchgehen, doch wir respektieren das Recht eines jeden, abzubrechen oder das zu vermeiden.

Ziele setzen und Ziele balancieren

Die TFH-Balance ist mehr als lediglich eine strukturelle Bewertung der Muskulatur des Körpers, um zu sehen, ob die beiden Körperseiten gleichmäßig oder ob die vorderen und hinteren Muskeln harmonisch arbeiten. Durch den Muskelstatus erfahren wir auch etwas über das Gleichgewicht im Meridiansystem und bekommen einen Einblick, wie die Funktionen der Testperson insgesamt unter den gegebenen Umständen ablaufen.

Wir haben herausgefunden, dass es für jedes einzelne unserer Ziele ein anderes Energiemuster gibt und dass dieses durch die Muskeltests angezeigt wird. Und wir haben auch herausgefunden, dass durch das Balancieren der Energie auf ein bestimmtes Ziel die nachfolgenden Veränderungen in Körperhaltung, Einstellung, Energie usw. zu einer tief greifenden und faszinierenden Hilfe beim Erreichen des Ziels werden können. Ihr Ziel kann dabei ein so einfaches und allgemeines sein wie die Verbesserung Ihres Energiegleichgewichts oder die Erhöhung Ihres Wohlbefindens. Ihr Ziel kann sich auf Schmerzen, Symptome usw. beziehen, doch es wirkt stärker, wenn es als *positives* Ergebnis dessen formuliert wird, was Sie sich von ganzem Herzen wünschen, und nicht einfach als das, was Sie *nicht* wollen. Es kann sich um ein verbessertes Bewegungsspektrum, um erhöhte körperliche Leistungsfähigkeit, eine persönliche Bestleistung in einer Prüfung, in einem Einstellungsgespräch, oder um jede andere stressbesetzte Aktivität handeln, selbst um eine Sache aus der Vergangenheit, die uns immer noch beeinflusst. Wir können unsere Energie balancieren, um unsere persönliche Spitzenleistung in jedem Bereich unseres Lebens zu erreichen.

Leitfaden für die grundlegende Balance auf ein Ziel

1. Machen Sie alle Vortests, die Sie auch sonst immer machen.
2. Sie sollten eine Vorab-Balance „im Klaren" machen, in der es um nichts weiter geht als um einen klaren Ausgangspunkt. Auf diese Weise können Sie ein Muster sehen, das uneingeschränkter mit Ihrem Ziel verbunden ist. Wenn Sie einmal so weit sind, dass Sie das von Zielen hervorgebrachte „Muskelbild" vertrauensvoll annehmen können, brauchen Sie keine Vorab-Balance mehr zu machen. Sie können dann jede Balance zu einer Zielbalance machen und ordentlich Power in Ihr TFH bringen.
3. Formulieren Sie Ihr Ziel als positive Aussage, als Tatsache in der Gegenwart. Zum Beispiel: „Ich kann gut Muskeln testen und balancieren", oder: „Ich lerne neue Fertigkeiten leicht und wende sie problemlos im täglichen Leben an."
4. Während Sie Ihr Ziel formulieren, testen Sie gleichzeitig einen Indikatormuskel, etwa den *vorderen Deltoideus*. Der Muskel wird wahrscheinlich nicht sperren und damit anzeigen, dass es hier eine Energieblockade gibt, mit der wir arbeiten können, um das Erreichen unseres Ziels zu erleichtern. Entriegelt der Indikator nicht, vergewissern Sie sich, dass Sie sich in der „Gegenwart" befinden und an das Ziel und den Muskeltest denken. Vielleicht müssen Sie Ihr Ziel anders formulieren oder an einen bestimmten Aspekt denken, um einen Indikatorwechsel herbeizuführen. Oder einfach die Tatsache erkennen und verstärken, dass Sie in Bezug auf dieses spezielle Ziel bereits in der Balance sind!
5. Von nun an bezieht sich das nachfolgende Muskeltesten und Balancieren auf das Ziel, das Sie im Kopf haben. Es kann hilfreich sein, auch während der Balance weiterhin an das Ziel zu denken, doch das Energiemuster und die Balance orientieren sich im Allgemeinen an dem Ziel, das vor der Balance formuliert worden ist. Dieses Muster unterscheidet sich meist erheblich von dem Muster, das wir „im Klaren" gefunden haben.
6. Formulieren Sie nach der Balance aller Muskeln bzw. Meridiane Ihr Ziel noch einmal und testen Sie den Indikator erneut. Der IM sollte jetzt sperren und damit anzeigen, dass die Energie in Bezug auf das Ziel balanciert ist.

Grundlagen

Liegt auf der Zielformulierung immer noch Stress, so arbeiten Sie mit ESR (leichtes Berühren auf der Stirn), um den restlichen Stress abzubauen. Nun sollte Ihr IM sperren und Sie werden sich im Allgemeinen erleichtert fühlen, Ihrem Ziel gegenüber eine bessere Einstellung und mehr Energie haben.

Möglichkeiten für weitere Balancen: Sie können auf verschiedene Ziele nacheinander testen und balancieren. Sie fühlen sich nicht wohl in Ihrer Haut? Balancieren Sie auf eine Aussage wie: „Ich akzeptiere mich als schöne, liebevolle und liebenswerte Person." Und dann warten Sie auf die positiven Ergebnisse. Es ist erstaunlich, wie schnell sie kommen.

Zielbalance mit den Emotionsmetaphern der 5 Elemente

Häufig sind unsere Lebensziele mit einer Menge Emotionen behaftet, und so ist es wichtig, dass der emotionalen Komponente während der Balance ebenfalls Rechnung getragen wird. Wir können die Metaphern der 5 Elemente ganz leicht in unsere Balance einbeziehen, indem wir die mit unserem Ziel verbundene Emotion durch Muskeltesten ermitteln. Dies macht die Zielbalance wirkungsvoller, da der emotionale Aspekt der Balance stärker gewichtet wird.

1. Machen Sie alle Vortests und formulieren Sie ein Ziel wie in der grundlegenden Balance auf ein Ziel.
2. Ermitteln Sie die Emotion.
   a) Sehen Sie sich zuerst die Metaphern-„Torte" im Schaubild für die 5 Elemente an. (Seite 69) Dann nehmen Sie sich das „Tortenstück" mit den Emotionen vor. Hier finden Sie die Emotionen, die zu den 5 Elementen in Beziehung stehen (Angst bei Wasser, Kummer bei Metall, Mitgefühl bei Erde, Freude bei Feuer und Wut bei Holz).
   b) Testen Sie den Muskel, während Sie jede der Emotionen laut benennen. Ein abgeschalteter IM kennzeichnet das Element, auf dem die stressbesetzte Emotion liegt. Sie können weiter testen, um herauszufinden, ob die Emotion sich auf Sie selbst, auf andere, auf Dinge oder Umstände bezieht. Oft kann man leicht erkennen, wie die gefundene Emotion an das Ziel gebunden ist, doch manchmal ist sie auch ein Geheimnis, über das man nachdenken muss.

3. Führen Sie nun die Energiebalance durch, entweder mit Sofortkorrektur oder mit Bewertung.
4. Überprüfen Sie Ziel und Emotion nach der Balance. Lösen Sie jede weitere Imbalance mit ESR

Tief gehende Zielbalance mit einem ganzheitlichen „Wellness"-Ansatz

Sich ein Ziel bzw. Ziele zu setzen ist eine planvolle und leicht zu handhabende Möglichkeit, um ...

- sein Empfinden (Gefühl, Gespür) für ein Ziel (eine Aufgabe) zu bewerten, zu entwickeln und achtsam zu behandeln,
- sich seiner Talente, Gaben und Fähigkeiten zu erinnern und sie zu erkennen,
- zu entdecken, was einen begeistert und mit Energie erfüllt,
- sein Gefühl von Einklang mit seinen Zielen und Wünschen zu vergrößern,
- das Fließen der Energie in Richtung auf die eigenen Ziele zu balancieren, zu konzentrieren und zu lenken,
- seine Erfahrung von Ganzheit und persönlicher Bestleistung zu messen und zu überprüfen,
- ein Maximum an mentalen, physischen, emotionalen und spirituellen Faktoren, die mit den eigenen Zielen, Problemen, Fragen oder Schmerzen zu tun haben, ins Bewusstsein zu bringen,
- mit der Umgebung in Harmonie zu kommen oder sich eine neue Umgebung zu suchen, die ein natürliches Gedeihen ermöglicht,
- negative Einflüsse abzubauen und auf die positiven Ressourcen seiner Vergangenheit, Gegenwart und Zukunft zu setzen.

Der Wellness-Ansatz des Zielesetzens sieht die fundamentale Herausforderung in unserem Leben darin, dass wir unser volles Potenzial zur Gänze ausschöpfen und dass die Ressourcen hierzu in uns selbst liegen. Im Dialog können wir uns die Informationen und das integrierte Fließen der Energie zugänglich machen, die für unsere natürliche Entfaltung zu einem einzigartigen Wesen notwendig sind. Dies ist ein fortdauernder und dynamischer Prozess. Es ist ein Prozess des (Wieder-) Entdeckens der zentralen Werte unseres Lebens und unseres

Lebenszwecks, der uns die Freiheit gibt, unsere Energie wahrzunehmen und auf das zu richten, was wirklich zählt. Ziele setzen ist ein mentaler Prozess, der aus sich heraus unsere Energien balancieren hilft und unsere Ziele realer und erreichbarer macht, aber auch ein Energiemuster schafft, das wir dann balancieren können, um tief greifende Veränderungen in der Energie, der Körperhaltung, der Einstellung und der Funktion zu erreichen.

Wir unterstützen einander, indem wir mentale Inkongruenzen oder Stressbelastungen und energetische Blockaden oder Imbalancen herausfinden. Dann steigern wir unsere Bewusstheit, lösen Stress und Blockaden auf und erhöhen und balancieren den Energiestrom. Dabei gehört zu unserer Hypothese, dass dieser Prozess dazu beiträgt, der angeborenen Intelligenz (die diesen natürlichen Heilungsprozess, das Wachstum und die erforderliche Anpassung ermöglicht, die zum Erreichen unserer Ziele nötig sind) Informationen zugänglich zu machen. Der entscheidende Faktor, um alle diese unglaublichen parallelen Systeme zur Zusammenarbeit zu bewegen, scheint unsere bewusste Aufmerksamkeit und unsere Vision zu sein. Wenn wir über die verschiedenen Aspekte unserer Vision sprechen, erhöhen wir die Gehirnaktivität und die „multi-funktionelle“ (*multi-tasking*) parallele Verarbeitung im Gehirn (aus der wir eine ähnliche Aktivitätsstufe im umfassenden physischen, bewussten, emotionalen und spirituellen Intelligenzsystem der Gesamtpersönlichkeit ableiten).

Wir alle haben besondere, einzigartige Gaben und Talente. Wenn wir unsere persönlichen Fähigkeiten erkennen und nutzen können, gibt uns das ein Gefühl von Erfüllung, das unsere Aufgaben und unsere Arbeit als solche schon zu einer Belohnung macht. Durch regelmäßige Energiebalancen können wir erkennen, was uns „nährt“ und was unsere Gesundheit blockiert. Das Balancieren auf ein Ziel ist einer der Wege, wie wir lernen, uns zu dem hingezogen zu fühlen, was in einzigartiger Weise richtig für uns ist. Selbst angesichts eines „Versagens“ können wir unsere Erfahrung als Wegweiser zu unseren Lebenszielen umdeuten. Als Organismus in einem Ökosystem blüht man in einigen Rollen und Beziehungen mehr auf als in anderen. Doch wir können auch Hindernisse überwinden und uns in Missgeschick fügen, wenn wir einen für uns wahrhaft wichtigen Zweck darin erkennen und unsere Begeisterung und unsere Energien zum Ausharren nutzbar machen.

Das Verfahren des Zielesetzens und Balancierens hilft uns die Zukunft auszuleuchten, die wir bewusst oder unbewusst erwarten. Wenn es uns gelingt, uns aus der Zwangsjacke unserer eigenen Denkmuster zu befreien, können wir selbst angesichts schrecklich scheinender Umstände kreativ und positiv denken. Die Anwendung der 5-Elemente-Metaphern und anderer Metaphern befreit uns vom gewohnheitsmäßigen linearen Denken und hilft uns, Seiten an uns zu erkennen, für die wir bisher „blind" waren. Wir eröffnen uns dann die Möglichkeit, dass unsere gegenwärtigen Probleme auch Chancen sein und unsere gegenwärtigen Hindernisse und Begrenzungen überschritten werden können. Wir fragen nicht nur, was ist, sondern auch, was sein könnte, vor allem aber erweitern wir unsere Chancen und Fähigkeiten bewusst zu wählen.

Viele von uns glauben, dass unsere Zukunft von unserer Vergangenheit geformt werde, aber wir müssen erkennen, dass unsere Zukunftsbilder auch unsere Glaubensmuster über die Vergangenheit formen helfen. Wenn wir die Zukunft anders sehen, steht uns auch ein anderes Bild über die Vergangenheit offen. Damit dies gelingt, müssen wir unsere Glaubensmuster über die Vergangenheit, unsere Glaubensmuster über die Gegenwart und unsere Erwartungen und Hoffnungen für die Zukunft vergleichen. Wenn diese Glaubensmuster miteinander im Konflikt sind oder zu einem negativen Bild konvergieren, finden wir feine Energie-Imbalancen vor, wie sie durch den Muskeltest aufgedeckt werden. Balancieren wir diese Muskeln und vertiefen wir uns in die zugehörigen Metaphern, kann es leichter zu einer Veränderung in unserem Denken, Fühlen und Handeln kommen.

Wir können dann wählen, welche Elemente unserer Vergangenheit an der Formung unserer Zukunft beteiligt sein werden. Wir können uns jene Augenblicke in Erinnerung rufen, in denen wir mit unserem Wohlbefinden, unserer Ganzheit (unserem „Heilsein") und unserer „Heiligkeit" in Kontakt waren (engl. *wholeness / holiness*), und unser Gedächtnis und unsere Vorstellungskraft als Bezugsgrößen für das Gleichgewicht unserer feinen Energien heranziehen. Indem wir unsere Energie auf diese positiven Bilder balancieren, empfinden wir es als einfacher, unsere Talente zu nutzen und unser Schicksal in selbst gewählter Weise zu erfüllen.

Der Biofeedback-Mechanismus des Muskeltestens ist ein wirkungsvoller Verstärker positiver Veränderung. Indem wir in Metaphern über unsere Ziele und unsere Schwierigkeiten nachdenken, lösen wir uns aus den starren Konzeptionen unserer Umstände und Möglichkeiten. Indem wir sensibler gegenüber den feinen Veränderungen in unseren Muskeln, unserer Körperhaltung, unserer Einstellung und in unserem geistigen Zustand werden und kreative und intuitive Einsichten in unser Leben gewinnen, verbessern wir unsere Fähigkeit, uns an unsere Umgebung anzupassen, Missgeschicke und Hindernisse zu überwinden und unsere am meisten geschätzten und ersehnten Ziele zu erreichen.

Leitfaden einer Balance zum Zielesetzen mit Hilfe der Erinnerung an einen Moment des Wohlbefindens

Wenn wir TFH anwenden in Verbindung mit der Erinnerung an einen Moment des Wohlbefindens, ist es unser Ziel, uns, unsere Familie, unsere Freunde oder unsere Klienten zu unterstützen in dem Bestreben, zu sein, wer man ist, und *so* zu sein, *wie* man gedacht und geschaffen ist. Wir diskutieren, hören zu, stellen Fragen und arbeiten mit den Techniken der TFH-Energiebalance, um einen Prozess zu unterstützen, durch den wir uns unserer eigenen, einzigartigen Lebensziele bewusst werden, sie entwickeln und mit ihnen ins Gleichgewicht kommen wollen.

1. Den Rahmen und das Grundverständnis dieser Arbeit klären

- Jede der beteiligten Persönlichkeiten ist für ihr eigenes Ziel bzw. ihre Ziele verantwortlich. Jeder ist Herr seiner eigenen Balance und verantwortlich für sein Wohlbefinden.
- Vereinbaren Sie eine kooperative Zusammenarbeit, bei der jeder Einzelne für sich selbst entscheidet: über Beginn und Ende, ob mehr oder weniger getan werden soll, ob ja oder nein, ob härter oder sanfter gearbeitet werden soll, ob man jetzt, später oder nie mehr weitermacht.
- Hören Sie zu: Würdigen Sie jeden Menschen zunächst einmal. Alle Teilnehmer dürfen ganz sie selbst sein und ihre eigenen Ziele, Schmerzen und Ansichten ausdrücken: Ist das *Ihr* Ziel oder eines, das Ihnen jemand anders oder die Umstände auferlegt haben?
- Klären Sie mit Hilfe des aktiven Zuhörens, was jemand fühlt, welche Glaubensmuster er bezüglich seiner Gedanken, Schmerzen,

Emotionen und anderer Aspekte seiner Lebenserfahrung hat. Worin sieht er die Ursache(n) für seine Gefühle? Was bedeutet das für ihn?

Grundlagen

2. Setzen Sie ein Ziel, hören Sie auf das Signal (call)

- Was möchten Sie (besser) haben in Ihrem Leben? Welche Leistung, Aktivität, welches (emotionale, praktische, körperliche) Problem, welche Frage möchten Sie in diesem Prozess der Energiebalance und des Zielesetzens angehen?
- Passt das für Sie? Ist das ein Ziel, das Sie sich zu Eigen machen, für sich akzeptieren können und von dem Sie glauben, dass Sie es verdienen? (Nichts Gezwungenes, kein „sollte, müsste") Fühlen Sie sich wohl damit, ist es angemessen und angenehm (nicht zu klein, so dass es unbedeutend ist, kein Ziel, das Sie einfach nur fertig macht oder völlig utopisch ist)? Bewegt es sich innerhalb Ihrer Werte und Glaubensmuster?
- Spannen Sie die ganze „Seele" für ein Ziel ein, das Sie begeistert, das Sie wirklich (von ganzem Herzen) anstreben.

3. Ermitteln Sie die Vorgeschichte

- Stellen Sie Rapport her und anerkennen Sie die Person als ganze Persönlichkeit im Zusammenhang mit ihrem ganzen Leben und ihrer Geschichte und sehen Sie sie nicht als „Patient", Kranken, oder „Körper" an (ein „Objekt", an dem Sie arbeiten werden).
- Dies kann eine umfassende, weit reichende klinische Anamnese sein oder nur ein paar biographische Informationen zum Kennenlernen sowie über den Hintergrund des Ziels oder Problems.

4. Weiten Sie das Ziel aus

- Welche Bedeutung wird es für Ihr Leben haben, wenn Sie Ihr Ziel erreichen? In welcher Weise wird Ihr Leben besser sein? Welche Veränderungen könnten sich daraus ergeben? Was sind mögliche Ergebnisse, Resultate, Konsequenzen und Alternativen?
- Wenn es das Ziel ist, mit etwas aufzuhören oder Schmerzen zu reduzieren, achten Sie darauf, ob das Ziel positiv umgedeutet werden kann. Was werden Sie in Ihrem Leben tun oder haben können, nachdem Sie das Problem gelöst haben? Was werden Sie mit der Zeit anfangen, die Sie früher mit dem jetzt aufgegebenen Verhalten verbracht haben?

Grundlagen

5. Erinnern Sie sich an Wohlbefinden

- Denken Sie daran, wie es ist, wenn es Ihnen gut geht. Erinnern Sie sich daran, wie es sich anfühlte, als es Ihnen einmal gut ging. Denken Sie an eine Zeit, als Sie dasselbe Gefühl, dieselbe Erfahrung hatten, die Sie jetzt wieder haben möchten. Setzen Sie Ihre ganze Vorstellungskraft ein (auch wenn Sie sich aktuell nicht an etwas Entsprechendes erinnern), um ein möglichst lebendiges Gefühl davon zu bekommen, wie es sein wird, wenn Sie Ihr Ziel erreicht haben.
- Würdigen Sie die Bedeutung von Schmerzen und Symptomen. Das gesamte Spektrum unserer Bewegungen und Emotionen zu erfahren, das gehört zu einem erfüllten, in seiner Ganzheit gelebten Leben.
- Glauben Sie an das Erreichen Ihres Ziels. Handeln Sie so, „als ob" Sie wüssten, dass Ihr Ziel bereits erreicht ist. Es muss sich jetzt einfach nur noch entfalten.
- Planen Sie es im Detail. Notieren Sie Ihre geplanten Ergebnisse in messbaren Schritten.

6. Machen Sie eine Bewertung

- Achten Sie einen Augenblick darauf, wie Sie sich fühlen. Stehen Sie auf, erspüren Sie Ihr Gleichgewicht. (Lassen Sie Ihren Partner Ihre Körperhaltung, Ihre Bewegungen, Ihr Bewegungsspektrum beobachten.) Bewerten Sie Ihr Bewegungsspektrum in verschiedenen Haltungen.
- Wie werden Sie sich fühlen, nachdem Sie Ihr Ziel erreicht haben? Prägen Sie sich Ihre Beobachtungen gut ein oder notieren Sie sie schriftlich. Machen Sie Einstufungen auf einer analogen Skala zwischen 0 und 10 und messen Sie Ihr subjektives Gefühl, wo Sie *jetzt* stehen im Vergleich zum *schlimmsten/besten* Fall. Sie können auch die Stärke Ihres Schmerzes bewerten, oder wie Sie eine bestimmte Aufgabe bewältigen, oder einfach, wie Sie sich fühlen oder welches Gefühl Sie einer Sache gegenüber haben.
- Formulieren Sie Ihr Ziel als positive Aussage, als Tatsache in der Gegenwart. Zum Beispiel: „Ich kann gut Muskeln testen und balancieren" oder: „Ich lerne neue Fertigkeiten leicht und wende sie problemlos im täglichen Leben an."
- Während Sie Ihr Ziel formulieren, testen Sie gleichzeitig einen Indi-

katormuskel, zum Beispiel den *vorderen Deltoideus*. Der Muskel wird wahrscheinlich nicht sperren und damit anzeigen, dass es hier eine Energieblockade gibt, mit der Sie arbeiten können, um das Ziel leichter zu erreichen. Entriegelt der Indikator nicht, vergewissern Sie sich, dass Sie sich in der „Gegenwart“ befinden und an das Ziel und den Muskeltest denken. Vielleicht müssen Sie Ihr Ziel anders formulieren oder an einen bestimmten Aspekt denken, um einen Indikatorwechsel herbeizuführen. Oder einfach die Tatsache erkennen und verstärken, dass Sie in Bezug auf dieses spezielle Ziel bereits in der Balance sind! (Sie können auch einen Attraktorwert ermitteln, siehe die Erläuterungen dazu auf Seite 64.)

Grundlagen

7. Testen Sie den Supraspinatus

- Stress auf dem Supraspinatus kennzeichnet ein „gutes Ziel“. Liegt auf Ihrem Ziel etwas Stress, so ist das etwas, was wir durch Energiebalance abbauen können.
- Zeigt der Supraspinatus keine Imbalance, formulieren Sie das Ziel um, bis Sie das Problem (und die dazu gehörigen Energiesysteme) „online“ haben, oder ziehen Sie in Betracht, dass Sie in Bezug auf dieses Ziel vielleicht schon ausgeglichen sind.

8. Tun Sie etwas

Machen Sie im Idealfall wenigstens die 14-Muskel-Balance. Wenn Sie mindestens einen Muskel für jeden Hauptmeridian überprüfen, wird Ihr Energiesystem ganzheitlich balanciert. Sie können sich auch in die zugehörigen chinesischen Metaphern der 5 Elemente vertiefen, meditieren, einen Spaziergang machen, sich mit Ihren Angehörigen beraten oder zu einem Heiler, Therapeuten, Arzt usw. gehen. Es hilft oft sehr, wenn Sie Ihre Energie vor und/oder nach einer Therapie balancieren lassen.

9. Achten Sie auf Veränderungen – bewerten Sie erneut

- Nehmen Sie sich etwas Zeit, um Ihre Erfahrung in Worte zu fassen.
- Drücken Sie die positiven Veränderungen in Ihrem Denken und Fühlen (körperlich, emotional und spirituell) mit Worten aus.
- Klären und messen Sie anhand einer neuen Bewertung auf einer analogen Skala.
- Vergessen Sie nicht, erneut zu testen, um Ihre Energiebalance in Ihrer gesamten Persönlichkeit zu bestätigen.

- Verstärken Sie Ihre Erfahrung mit der positiven Veränderung, indem Sie sich anhören, welche Beobachtungen Ihr Partner gemacht hat, und bestätigen Sie diejenigen davon, die auch Sie selbst beobachtet haben.

10. Bewerten Sie Ihr Ziel erneut

- Welche Teile Ihres Ziels wurden durch den Prozess des Zielesetzens und der Energiebalance umgewandelt?
- Machen Sie sich einen Plan. Beschließen und notieren Sie den Zeitpunkt, wann Sie Ihr Ziel, Ihre Gesamtpersönlichkeit („Seele") erneut bewerten und etwas für Ihren Energieausgleich tun wollen.

Wir empfehlen Ihnen, sich schnelle tägliche Balancen zur Gewohnheit zu machen, idealerweise immer zur gleichen Zeit. Setzen Sie tief gehendes Zielesetzen und Balancieren ein, wann immer etwas Wichtiges auftaucht oder wenn Sie sich „unten" fühlen, sei es durch Krankheit, Depression, Rückschläge oder allgemeine Lustlosigkeit und Lethargie.

Erläuterungen zum „Leitfaden einer Balance zum Zielesetzen ..." (s. S. 52)

1. Den Rahmen und das Grundverständnis dieser Arbeit klären

> Wer hat die Verantwortung? Wer ist maßgeblich? (Denken Sie daran: Nur Sie allein wissen genau, wie Sie sich fühlen und was Sie denken und glauben.)

Das Zielesetzen kann die Erwartungen aller Teilnehmer eines therapeutischen Prozesses klären helfen. *Ihre* Vermutungen oder die Vermutungen der Person, mit der Sie arbeiten, können ungenau und widersprüchlich sein. Wissen Sie, was für Ihren Freund, Ihre Freundin, Ihren Schüler, Ihre Schülerin, Ihren Klienten, Ihre Klientin, Ihren Patienten, Ihre Patientin am wichtigsten ist? Vielleicht nimmt die Person, mit der Sie arbeiten, an, dass Sie automatisch erkennen, „was nicht in Ordnung ist" und wie man es am besten „in Ordnung bringt", oder sie hat ihre eigene, vorgefertigte Vorstellung, wie ein Problem am besten in Ordnung zu bringen ist, nimmt aber an, dass Sie mit ihr übereinstimmen, „ohne ein Wort darüber verlieren zu müssen". Ein wichtiger erster Schritt besteht darin, dass Sie herausfinden, was von Ihnen erwartet wird. Welche Ziele haben Sie als ganzheitlich arbeitender Anwender für Ihre Klienten? Wenn Ihnen selbst jemand anders hilft (ein Fachmann oder Familienmitglied, ein Bekannter oder Freund), wie soll sich das Ergebnis auf Ihr aktuelles Leben auswirken? Was werden Sie dann tun können, was Sie jetzt noch nicht tun? Was möchten Sie erreichen? Oft ist es hilfreich, wenn Sie detailliert über Ihre Ziele *sprechen*; es ist aber auch von großem Nutzen, sich *innerlich* damit zu beschäftigen und seine Energie einfach darauf balancieren zu lassen, *ohne* dass man seine Gedanken mitteilt.

Für die Person, die Ihre Hilfe in Anspruch nimmt, kann es sehr erleichternd sein zu wissen, dass sie auf ein „kleines" Ziel hinarbeiten kann und es nicht aussprechen muss, wenn ihr das unangenehm ist oder sie es einfach für sich behalten möchte. Einem Menschen „aktiv zuhören" kann auch bedeuten, dass man seinen Wunsch respektiert, still zu sein. Auf der anderen Seite eröffnet der Zielsetzungsdialog oft persönliche Sichtfelder für eine potenzielle Veränderung im Leben. Wenn Menschen auf ein Ziel für ihr aktuelles Leben stoßen, können sie darüber geradezu in Begeisterung geraten, dadurch entsteht oft Freude und Hoffnung auf Erfüllung und Veränderung und dadurch wird die ganze Seele mit transformativer, kreativer, heilender Energie aufgeladen.

2. Setzen Sie ein Ziel: Arbeiten Sie die Kernfrage heraus

> Was wollen Sie (besser) haben in Ihrem Leben? Hören Sie auf das Signal.

Ein Ziel kann sich als einfache Erfüllung eines augenblicklichen Wunsches darstellen oder es kann ein Ziel sein, dem Sie sich mit allen Ihren Energien ein Leben lang verpflichten müssen. Welche Leistung, Aktivität, welches Problem oder Symptom (emotional, praktisch, funktionell, körperlich, mental, spirituell) möchten Sie verbessern? Manchmal geben uns unsere körperlichen Schmerzen und Haltungen und unsere gehemmten und eingeschränkten Bewegungen darüber Auskunft, was wir tun oder nicht tun möchten, so dass unsere Lebensziele aus einfacheren, unmittelbaren, funktionellen

Zielen erwachsen können. Vielleicht haben wir aber auch ein langfristiges Ziel, das durch körperliche Symptome, die wir zu ignorieren versuchen, blockiert oder erschwert wird. Wenn wir einen Augenblick in uns hineinhören, auf die Botschaften, die unsere Symptome vielleicht darstellen, ergibt sich daraus oft sowohl eine große Einsicht in das, was wir wirklich wollen, als auch eine Linderung der Schmerzen.

Ist es das Ziel, etwas Bestimmtes künftig nicht mehr zu tun oder Schmerzen zu lindern, so schauen Sie, *ob Sie es positiv umdeuten können.* Anstatt einfach „weniger Kreuzschmerzen" haben zu wollen, fragen Sie sich: „Was möchte ich gerne tun, wovon mich meine Kreuzschmerzen abhalten?" Vielleicht möchten Sie gerne zu Ihrer Schwiegermutter fahren und sie ohne Kreuzschmerzen umarmen. Daraus können sich zahlreiche Fragen ergeben, die alle mit den Kreuzschmerzen zu tun haben können. Fühlen Sie sich wohl in Ihrem Autositz? (Haben Sie genügend Platz? Haben Sie das Gefühl, Ihr Auto ist in Ordnung, oder glauben Sie, Sie sollten ein neues kaufen?) Wie ist Ihre Beziehung zu Ihrer Schwiegermutter?

Das Setzen von Zielen führt zu einer umfassenderen Heilung, als wenn man lediglich aufdeckt, was „nicht in Ordnung" ist. Dies trägt sehr wirksam zum Heilungsprozess bei. Wir möchten, dass sich die Menschen wirklich Gedanken machen und das wählen, was sie tatsächlich möchten. Wir möchten, dass sie sich Gedanken über die Bedeutung des Lebens machen und darüber, wie ihr Leben an Bedeutung gewinnen kann. Durchläuft die Seele mit Hilfe der Meridianbalance ihre natürlichen Zyklen, kann sie ihre wahrhaften Ziele im Entscheidungsprozess klarer erkennen.

Schränken Sie sich nicht mit „sollte" ein: Setzen Sie sich ein Ziel, das für Sie passt, das Sie sich zu Eigen machen können (nichts Gezwungenes, kein „sollte, müsste"). Beinhaltet es ein vertretbares Risiko und fühlen Sie sich wohl damit? (Nicht zu klein, so dass es unbedeutend ist, und kein Ziel, das Sie einfach nur fertig macht oder völlig utopisch ist.)

Sie können jederzeit abbrechen, wenn Sie sich nicht mehr wohl fühlen oder wenn Tränen aufsteigen. Sie können jederzeit abbrechen und die Balance mit oder ohne Ziel machen. Auch wenn an irgendeinem Punkt in einer Balance die Gefühle oder die Diskussion zu unangenehm werden, können Sie abbrechen und die Stirnhöcker halten, wie bei der ESR-Technik. Je nachdem, wie Balance-Empfänger und Balance-Geber sich dabei fühlen, können Sie entweder unter Tränen durch den Prozess gehen, wenn das für Sie in Ordnung ist, oder an „frisches Brot“ denken, ihre Gedanken an das, was Sie belastet, augenblicklich unterbrechen und sich wieder im Hier und Jetzt orientieren.

Sie sollten sich nicht so sehr damit auseinander setzen, was sie *nicht* wollen; viel wichtiger ist es, an ein Ziel zu denken, das Sie begeistern kann, *das Sie wirklich und von ganzem Herzen anstreben. Spannen Sie Ihre ganze Seele für ein positives Ziel ein. Letztlich ist das gewünschte Ergebnis wichtiger als das Lamentieren.* Wie möchten Sie sich fühlen, wenn Sie nicht mehr leiden müssen? Welche besonderen Aktivitäten werden Sie dann besser ausführen können? Was macht Ihnen wirklich Freude und gibt Ihnen das Gefühl, voll am Leben teilzunehmen?

Seien Sie vorsichtig mit Utopien: Beachten Sie bitte: Zwar kann es bei Ihnen auch zu einer *spontanen* Transformation oder Heilung kommen, doch ist es oft ganz natürlich, dass ein *allmählicher* Veränderungsprozess durchlaufen wird. Mit Ihrer Zielsetzung konzentrieren Sie sich darauf, in welche Richtung die Veränderung gehen soll; es ist jedoch möglich, dass Sie sich in einer einzigen Zielsetzungs- oder Energie-Balance nicht erschöpfend mit einem Problem auseinander setzen oder nicht alle Probleme, die für Sie von Bedeutung sind, bearbeiten können. Es ist in Ordnung, nur einen kleinen Teil zu erreichen, einen kleinen Schritt weiterzukommen. Wenn man *einen* Aspekt bearbeitet, beeinflusst man auch das Ganze in positiver Weise.

Sie sollten sich fragen, ob es Ihr Ziel ist, jemand anderen oder sich selbst zu ändern. Oft ist es so, dass die simple Erkenntnis, jemand anderen verändern zu wollen, zu einer enormen Entlastung führt, sobald Sie sich nämlich darauf konzentrieren, welche Kraft zur Veränderung in *Ihnen* steckt und wie es um *Ihre eigene* Einstellung, Haltung und Ihr Verhalten bestellt ist.

Sie können natürlich auch im Konflikt mit Ihrem Ziel sein. Ein Teil von Ihnen mag das Ziel tatsächlich anstreben wollen, doch einem anderen Teil gefällt vielleicht das „Darumherum“ nicht. Werden Sie auf das Ziel balanciert, kann Ihnen das helfen, die damit verbundenen Opfer zu akzeptieren oder sich darüber klar zu werden, dass es nicht das ist, was Sie wirklich wollen.

Nach Themen suchen

Wenn ich jemandem bei der Zielfindung helfe und es scheint, als habe er keine Ahnung, welches Ziel das sein könnte, gibt es die Möglichkeit, mit Hilfe des Muskeltestens ein entsprechendes allgemeines Gebiet einzugrenzen. Ich lasse die Testperson dann verschiedene Begriffe aus allgemeinen Kategorien wie Familie, Geld, Sexualität, Job, Heim oder Arbeit aussprechen. Wenn ein Wort den Muskel zum „Abschalten“ bringt, sollte man überlegen, was einem zu dem Wort einfällt. Dabei geht es nicht unbedingt um seine wörtliche Bedeutung, sondern darum, was Sie persönlich damit verbinden. Da Sie nun ein Thema im Kopf haben, formulieren Sie Ihr Ziel entsprechend diesem Thema.

3. Ermitteln Sie die Vorgeschichte

Nehmen Sie sich einen Augenblick Zeit, um Ihr Gegenüber kennen zu lernen, stellen Sie Rapport her. Würdigen Sie den anderen als Gesamtpersönlichkeit im Zusammenhang mit seinem ganzen Leben und seiner Lebensgeschichte. Geben Sie ihm die Rolle des „Du“, der maßgeblichen Autorität in seinem Leben, und nicht so sehr die des „Patienten“, des Kranken oder des „Körpers“ (des „Objekts“, mit dem Sie arbeiten werden).

Wenn Sie zum ersten Mal zusammenarbeiten oder wenn Sie zum ersten Mal an einem bestimmten Thema, einer Leistung, einem Problem, Symptom etc. arbeiten, kann es hilfreich sein, ein wenig Einblick in die Vorgeschichte zu bekommen. Dies kann eine umfassende, weit reichende klinische Anamnese sein oder nur ein paar biographische Informationen zum Kennenlernen vor dem Hintergrund des Ziels. Oft kann man aus dem Zurückdenken an den Beginn der beruflichen Laufbahn, den Anfang eines Gesundheitsproblems oder einer Suche (und an die Überlegung, was zu diesem Zeitpunkt sonst noch alles passiert ist) Hinweise darauf erhalten, was man wirklich will, und Unterstützung bei der Wiedereingliederung der eigenen Ziele in das gegenwärtige Leben erhalten.

4. Weiten Sie das Ziel aus

Welche Bedeutung wird Ihr Ziel für Ihr Leben haben? Was wird Ihr Ziel für Sie tun, wenn Sie es erreichen? Welche Veränderungen könnten sich daraus ergeben? Was sind mögliche Ergebnisse, Resultate, Konsequenzen und Alternativen? Lassen Sie sich einen Augenblick Zeit und denken Sie an mögliche oder erwartete negative Konsequenzen und dann an alternative Ergebnisse. Dadurch können Sie schon eine Menge Stress abbauen, der mit nicht anerkannter Angst zu tun hat. Und ein Teil dieser Angst kann auch mit den positiven Ergebnissen und der mit dem Erfolg verbundenen Verantwortung zu tun haben. Wenn Sie alle Seiten eines gewünschten Ergebnisses beleuchten und dann Ihre Energie balancieren, können Sie transformieren, was Sie Ihren Aufgaben gegenüber empfinden und wie Sie „funktionieren".

Wenn es bei Ihrem Ziel darum geht, verschiedene Symptome zu verbessern, sollten Sie sich anschauen, welche Bedeutung diese Symptome in Ihrem Leben haben. Welchem Zweck dienen sie? Brauchen Sie diese Symptome, um weiterhin diverse Vorteile zu haben oder zu kompensieren? Können Sie ähnliche oder gar größere Vorteile auch auf einem befriedigenderen Weg erhalten? Manchmal treten Symptome auf und wir wollen sie wieder loswerden, ohne uns zu fragen, welche Botschaften darin für uns enthalten sind. Wie wird sich Ihr Leben vom jetzigen unterscheiden, wenn die Symptome weg sind? Inwiefern hindern die Symptome Sie daran zu tun, was Sie tun wollen? Manchmal decken wir unausgesprochene und vielleicht unbewusste Motivationen und Ziele auf. Manchmal können wir das, was wir wollen oder nicht wollen, logisch, mental vor uns sehen und doch scheinen wir in einem Muster gefangen, das diese Ziele nicht erfüllt. Bekommt man eine Balance auf ein Ziel, das man von ganzem Herzen wünscht, so kann das oft zu unglaublichen Veränderungen und neuen Wegen führen.

5. Erinnern Sie sich an Wohlbefinden

Denken Sie an eine Zeit, als Sie dasselbe Gefühl, dieselbe Erfahrung hatten, die Sie jetzt wieder haben möchten. Wenn Sie sich nicht erinnern können, imaginieren Sie so lebhaft wie möglich, wie das sein wird, wenn Sie solch ein Gefühl haben.

Denken Sie wirklich an Wohlbefinden. Verwenden Sie einen Teil Ihrer Energie darauf, Ihre Gefühle tatsächlich zu erleben und in Ihren Erfahrungen präsent zu sein. Denken Sie daran, das zu wählen, was sich für Sie gut anfühlt oder was Ihrem Wohlbefinden gut tut (anstatt Ihre Gefühle einfach zu ignorieren und durchzupowern).

Denken Sie daran, *wie es sich angefühlt hat,* sich gut zu fühlen. Wann haben Sie sich zum letzten Mal wirklich gut gefühlt? Zu welcher Zeit haben Sie sich ganz lebendig und harmonisch gefühlt? Wenn Sie sich an solch eine Zeit nicht erinnern können, imaginieren Sie, wie sie hätte gewesen sein können oder gewesen wäre.

Denken Sie auch daran, *wie man es macht,* dass man sich gut fühlt. Wenn Sie auf eine Erinnerung zurückgreifen können, können Sie auf dieselbe Art und Weise oft dasselbe Gefühl reproduzieren. Vielleicht müssen Sie aber auch nach einer ganz neuen Strategie verfahren, um zu Ihrem neuen Wohlbefinden zu kommen. Wenn Sie jedoch Ihre Energie im Hinblick darauf balancieren, kann Ihnen das helfen, sich an die Schritte zu erinnern, die Sie machen wollen, oder diese für sich zu entdecken. Stellen Sie sich vor, wie sich das anfühlt. Die Vorstellungskraft ist wie ein klinisches Instrument zur Mobilisierung aller Ihrer inneren Ressourcen in Richtung auf ein positives Ziel.

Würdigen Sie die Bedeutung von Schmerzen und Symptomen

Das gesamte Spektrum seiner Bewegung und seiner Emotionen zur Verfügung zu haben gehört zu einem erfüllten, umfassenden Leben. Wenn wir nicht mehr versuchen, den Schmerz zu *ignorieren,* und uns ansehen, was er *bedeutet*, insbesondere im Zusammenhang mit einer Energiebalance, dann erfahren wir manchmal sehr viel Erleichterung. Haben Sie eine positive Erfahrung gemacht, die auch einige negative Aspekte oder Konsequenzen beinhaltete, so würdigen Sie sie, auch wenn dieselbe Art von positiver Erfahrung wahrscheinlich wieder den negativen Teil mit sich bringen wird.

Glauben Sie an das Erreichen Ihres Ziels

> Gehen Sie vertrauensvoll in die Richtung, die Ihnen Ihr Traum weist. Handeln Sie, als könnten Sie gar nicht scheitern. (Nach Thoreau)
>
> Wie der Mensch in seinem Herzen denkt, so ist er. (Sprichwort)

Haben Sie erst einmal das Gefühl, dass Sie Ihr Ziel tatsächlich erreichen können, so werden Sie es sehr wahrscheinlich auch erreichen (und Sie werden wissen, wann es so weit ist). Handeln Sie, „als ob" Sie wüssten, dass Ihr Ziel bereits erreicht ist. Nun muss es sich nur noch offenbaren. Im Christentum betet man in der Überzeugung, dass die Gebete erhört werden. Diese Haltung spiegelt sich auch in der Kraft positiver Affirmationen für persönliches Wachstum und Veränderung.

Planen Sie es im Detail: Notieren Sie die Ergebnisse, die Sie haben wollen. Wie werden Sie wissen, dass Ihr Ziel erreicht ist? Unterteilen Sie das Ziel in messbare Schritte. Woran werden Sie erkennen, dass Sie Ihr Ziel daraufhin überprüfen, ob Sie diese Schritte auch machen? Auf welche Art werden Sie jeden Schritt und das Erreichen des Ziels feiern?

6. Machen Sie eine Bewertung

Sie sollten aufstehen, in Ihr Gleichgewicht bzw. Ihre Haltung hineinspüren und Ihr Bewegungsspektrum in verschiedenen Posen bewerten. Fügen Sie hinzu, was Sie allgemein an Stimmung, Haltung, Einstellung, Begeisterung usw. spüren. Es ist sehr hilfreich, sein gesamtes Gefühl von Wohlbefinden, seine Begeisterung oder alle Symptome mit Hilfe einer analogen Skala zu bewerten. Dies kann eine einfache horizontale Linie mit einer Einteilung von 0 bis 10 sein. Tragen Sie eines oder mehrere Ihrer Ziele oder Symptome irgendwo auf dieser Linie ein. Sie können aber auch Ihre Kreativität spielen lassen und vertikale Skalen, Grafiken oder Kreise mit Prozenteinteilungen einsetzen. Die besten Bewertungen sind diejenigen, die sowohl die subjektiven als auch die objektiven Aspekte Ihres Handelns und Fühlens abdecken.

Solche analogen Skalen gelten als wichtige Strategie für das Verständnis des Schmerzphänomens. Sie helfen Ihnen, die Schmerzunterschiede unter verschiedenen Umständen sowie die Unterschiede beim Messen und Gewahrwerden von Verbesserungen (und beim Hoffen) festzustellen. Wir können an einem Ende einer horizontalen Linie „Kein Schmerz“ und am anderen Ende „Bisher schlimmster Schmerz“ eintragen. Wir tragen die Stärke des Schmerzes jeweils *vor* und *nach* der Balance auf der Skala ein. Das Messen des Schmerzes macht ihn realer, und da wir ihn uns völlig bewusst machen, wahrscheinlich auch quälender. Aber gerade dieses Bewusstmachen scheint erheblich dazu beizutragen, dass wir Erleichterung fühlen können.

So ist es auch, wenn wir unsere Ziele bewerten. Oft mühen wir uns ab, etwas zu finden, das uns wirklich begeistert. Anfänglich mag die Erkenntnis, wie schlecht es um die Begeisterung für eine bestimmte Aufgabe bestellt sein kann, sogar ein wenig deprimierend sein. Doch das Balancieren der Energie und das erneute Bewerten erhöht und verstärkt die fühlbaren Verbesserungen anscheinend, so dass wir unsere Aufgabe als weniger mühsam und als erfreulicher empfinden.

Den Attraktorwert ermitteln

Die TFH-Energiebalancen dienen dazu, das Gleichgewicht des Probanden innerhalb seiner Muskeln, Meridiane usw. zu verbessern. Wir verbessern auch das harmonische Gleichgewicht zwischen dem Menschen und seiner Umgebung – dem Universum. Durch Muskeltesten können wir den „Attraktorwert" ermitteln, den Grad, bis zu dem wir auf unsere Lebensumstände eingestimmt und innerhalb unserer Umgebung im Gleichgewicht sind. Dies ist der energetische Zustand, der auf ganz natürliche Weise die Menschen und Aktivitäten in unser Leben zieht, die uns das Erreichen unserer Ziele ermöglichen. Im Gegensatz dazu können wir uns auch in einem energetischen Zustand befinden, der andere Menschen eher abschreckt oder der verhindert, dass unsere Lebenswünsche erfüllt werden. Wir können also unsere übliche Zielbalance erweitern, indem wir nach den üblichen Vortests, nach der Zielfindung und der subjektiven Bewertung auf einer analogen Skala von 1 bis 10 folgendermaßen weitermachen:

- Testen Sie einen IM, während Sie folgende vier Aussagen über das Ziel machen:
  - a) Benennen Sie zuerst das Ziel als affirmative Aussage in der Gegenwartsform und formulieren Sie es dann in folgender Art leicht um:
  - b) Ich werde ...
  - c) Ich möchte ...
  - d) Ich wähle ...
- Wird der Testmuskel von einer oder mehreren dieser Aussagen beeinflusst, so sprechen wir davon, dass auf dem System in Bezug auf das Ziel Stress liegt.
- Testen Sie einen IM während der Aussage: „Mein Attraktorwert ist (eine Zahl zwischen 1 und 1000, wobei 1000 der beste Wert ist) oder höher." Ist Ihr Wert nicht niedriger, als Sie ihn einschätzen, wird der IM stark bleiben, bis Sie eine Höchstzahl erreichen – Ihren Attraktorwert. Führt Ihre erste Schätzung zu einem Wechsel des Indikators (IW), so vermindern Sie den Schätzwert, bis Sie die Höchstzahl erreichen, bei der der IM sperrt. Sie können in Bereichen „zwischen 500 und 600" einsetzen und dann herunterzählen, bis Sie eine genaue Höchstzahl haben (wie zum Beispiel 547). Notieren Sie sich die Zahl *vor* der Balance und überprüfen Sie sie *danach*.

7. Testen Sie den Supraspinatus

Stress auf dem Supraspinatus heißt, dass es Ihnen wahrscheinlich gut tun wird, diesen zu bearbeiten. Zeigt der Supraspinatus keinen Stress, sind Sie in diesem Augenblick mit dem Gedanken so, wie Sie ihn formulieren, in Bezug auf dieses Ziel im Gleichgewicht. Wenn Sie das Ziel umformulieren oder sich ein anderes gewünschtes Ergebnis vorstellen, zeigen sich oft die mit dem Ziel verbundenen Imbalancen. Betrachten Sie es aus einem anderen Blickwinkel. Wir sind alle sehr gut auf Anpassen und Zurechtkommen trainiert und geben im Allgemeinen unsere schwachen Punkte nicht preis, vor allem nicht verbal. Es überrascht nicht, dass es uns gelingt, eine Zielformulierung zu finden, die uns das Gefühl gibt, schon darauf balanciert zu sein.

Tun Sie etwas

Wir können den Zielsetzungsprozess bei einer Energiebalance oder im therapeutischen Rahmen einsetzen. Mit Hilfe von TFH integrieren wir den mentalen und emotionalen Zielsetzungsprozess mit der haltungsbezogenen, muskulären, neurologischen, energetischen Arbeit des Muskeltesten, der Berührung von Reflexpunkten und der Betrachtung der Metaphern der 5 Elemente. Indem wir beim Muskeltesten Ziele formulieren und alle „Teile“ unserer Seele ansprechen, können wir fragen, was es wohl ist, das unsere Energie beeinflusst, wenn wir bei einer Bewertung auf einen „abgeschalteten“ Muskel stoßen. Wir können Vermutungen darüber anstellen, welche Funktionen vom Meridian kontrolliert werden und welche Emotionen mit dem Meridian verbunden sind. Erfahren wir dadurch eine Bewusstwerdung und werden Emotionen wach gerufen, so kann es leichter zu einer Heilung kommen, da wir mehr von der Gesamtperson in den Prozess einbeziehen.

Wenn man an die den schwachen Muskeln entsprechenden Metaphern denkt und diese mit seinem Ziel in Beziehung bringt, können sich oft überraschende Einsichten ergeben, es kann zum Stressabbau und zum Energieausgleich in Bereich dieses Themenkomplexes kommen.

Achten Sie auf Veränderungen

Nehmen Sie sich etwas Zeit, um Ihre Erfahrung in Worte zu fassen.

Drücken Sie die positiven Veränderungen Ihres Denkens und Fühlens (körperlich, emotional und spirituell) mit Worten aus.

Klären Sie Ihre Worte durch Quantifizieren. Bewerten Sie sie noch einmal auf einer analogen Skala und überprüfen Sie Ihren Attraktorwert erneut.

Machen Sie sich bewusst, dass Sie erneut testen, um Ihre Energiebalance in der Gesamtpersönlichkeit zu bestätigen. Verstärken Sie Ihre Erfahrung mit der positiven Veränderung, indem Sie sich anhören, welche Beobachtungen Ihr Partner gemacht hat, und bestätigen Sie diejenigen, die Sie für wahr halten.

Bewerten Sie Ihr Ziel noch einmal, um zu sehen, wie weit Sie gekommen sind, welche Teile Ihres Ziels über den Zielsetzungs- und Balancierungsprozess transformiert worden sind.

Legen Sie einen Zeitpunkt oder Plan fest, wann Sie Ihr/e Ziel/e und Ihre Persönlichkeit erneut bewerten und etwas für Ihre Energiebalance tun, und schreiben Sie sich das auf.

Mit dem Biofeedback-Mechanismus des manuellen Muskeltestens kann man die Veränderung im Gleichgewicht der Seelenenergie mental und physisch bewusst äußerst wirksam verstärken. Die Tatsache, dass eine Energiebalance zur Stärkung eines „schwachen“ Muskels führt, ist eine kraftvolle positive Verstärkung. Es hilft, diese Verstärkung auszusprechen und durch Bewertung auf einer analogen Skala quantitativ zu bestimmen. Das System der Selbstheilungskräfte arbeitet koordiniert und integriert. Die Vergleiche, die Sie ziehen, im Hinblick darauf, wo Sie waren und wo Sie jetzt sind und wo Sie waren und wo Sie sein möchten, liefern dem heilenden, gesundenden System der Gesamtseele wertvolle Informationen und verhelfen Ihnen zu den Erfahrungen im Leben, die Sie machen möchten.

Erfolg bedeutet, das zu bekommen, was man sich wünscht.
Glück bedeutet, sich das zu wünschen, was man bekommt.

Sofortkorrektur mit Metaphern als Primärintervention

1. Setzen Sie sich ein Ziel, das Sie begeistert und von dem Sie glauben, dass es erreichbar ist.
2. Machen Sie alle üblichen Vortests.
3. Überprüfen Sie das Zentral- und das Gouverneursgefäß und balancieren Sie jeden beeinträchtigten Meridian mit den üblichen Methoden (Wirbelsäulenreflex bei beidseitiger Schwäche, NL, NV, Meridiane usw., oder arbeiten Sie mit Funktionskreislokalisieren).

   Und beziehen Sie die Metaphern für das Zentral- und das Gouverneursgefäß mit ein, während Sie die Kontaktpunkte berühren!

   Beispiel für das Zentralgefäß: „Welche subtile Kleinigkeit müssen Sie loslassen?"

   Beispiel für das Gouverneursgefäß: „Welche Last müssen Sie abgeben?"
4. Überprüfen Sie die anderen Meridiane und balancieren Sie jeden, der „blockiert" ist. Setzen Sie dabei die Metaphern folgendermaßen ein:
   a) Bevor Sie mit den Reflexpunkten arbeiten, bieten Sie jede Metapher als Wort oder Begriff an und achten Sie darauf, was der Person, die balanciert wird, in Bezug auf ihr eigenes Leben und/oder ihre Ziele dazu einfällt.

   b) Bieten Sie die Bedeutung der Metaphern nur als möglich, nicht als zwingend an. Erklären Sie, wie Sie selbst die traditionelle Bedeutung sehen oder wie Sie sie in diesem Zusammenhang deuten, aber nur, um „den Motor anzuwerfen" und die Ideen zum Fließen zu bringen, nicht um eine Bedeutung aufzuzwingen.

   c) Es kann nutzbringend sein, alle Metaphern zu besprechen, wenn beide Beteiligten das für richtig halten, aber es ist nicht notwendig. Manchmal „klingelt" es schon bei einer einzigen Metapher.

   d) Testen Sie den Muskel noch einmal zur Betätigung, dass er jetzt stark ist. Bleibt er „schwach" (abgeschaltet), sehen Sie nach, ob unter den anderen zugehörigen Metaphern vielleicht die richtige ist. Sind Sie schließlich mit allen Metaphern durch und ist der Muskel immer noch schwach, so machen Sie mit den Reflexpunkten weiter. Bearbeiten Sie alle, bis der Muskeltest keine weiteren Imbalancen mehr anzeigt.

5. Bewerten Sie Ihr Ziel und Ihr Befinden neu, achten Sie darauf, ob eine der Metaphern besonders geeignet ist, Sie in Ihrer fortschreitenden Bewusstheit, Dynamik und Balance noch zu unterstützen.

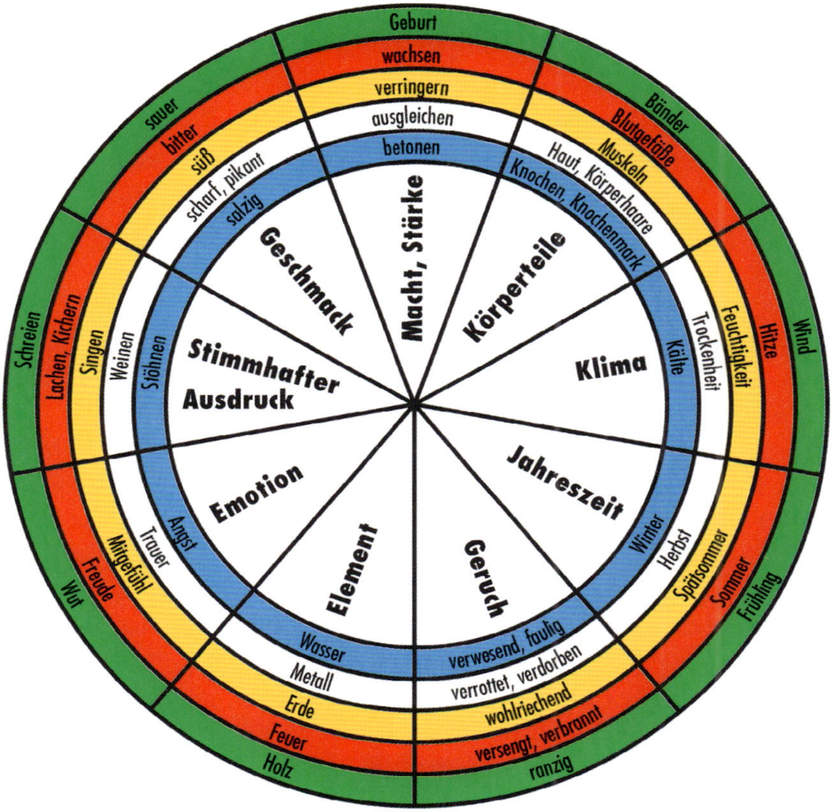

Bewertungsbalance mit Metaphern als Primärintervention

1. Setzen Sie sich ein Ziel, das Sie begeistert und von dem Sie glauben, dass es erreichbar ist.
2. Machen Sie alle üblichen Vortests.
3. Überprüfen Sie das Zentral- und das Gouverneursgefäß und balancieren Sie jeden beeinträchtigten Meridian mit den üblichen Methoden (Wirbelsäulenreflex bei beidseitiger Schwäche, NL, NV, Meridiane usw., oder arbeiten Sie mit Funktionskreislokalisieren).

Und beziehen Sie die Metaphern für das Zentral- und das Gouverneursgefäß mit ein, während Sie die Kontaktpunkte berühren.

Beispiel für das Zentralgefäß: „Welche subtile Kleinigkeit müssen Sie loslassen?"

Beispiel für das Gouverneursgefäß: „Welche Last müssen Sie abgeben?"

4. Überprüfen Sie die Indikatoren für die anderen Meridiane und notieren Sie die Ergebnisse auf dem Schaubild der 5 Elemente und/oder dem „Meridianrad".

   (Prüfen Sie die Überenergie, falls Sie das tun wollen, mit den Alarmpunkten oder den Pulsen, damit Sie ein Überenergie-Muster bekommen.)

5. Stellen Sie fest, an welcher Stelle Sie am besten nach den Regeln der 5 Elemente oder des „Rades" zu balancieren beginnen (siehe Anmerkungen ab Seite 74).

6. Haben Sie den richtigen Ausgangsmeridian gefunden, verweisen Sie auf die mit dem Muskel bzw. Meridian bzw. Element verbundenen Metaphern und gehen Sie dabei folgendermaßen vor:

   a) Bevor Sie mit den Reflexpunkten arbeiten, bieten Sie jede Metapher als Wort oder Begriff an und achten Sie darauf, was der Person, die balanciert wird, in Bezug auf ihr eigenes Leben und/oder ihre Ziele dazu einfällt.

   b) Bieten Sie die Bedeutung der Metaphern nur als möglich, nicht als zwingend an. Erklären Sie, wie Sie selbst die traditionelle Bedeutung sehen oder wie Sie sie in diesem Zusammenhang deuten, aber nur, um „den Motor anzuwerfen" und die Ideen zum Fließen zu bringen, nicht um eine Bedeutung vorzugeben.

   c) Es kann nutzbringend sein, alle Metaphern zu besprechen, wenn beide Beteiligten das für richtig halten, aber es ist nicht notwendig. Manchmal „klingelt" es schon bei einer einzigen Metapher.

   d) Testen Sie den Muskel noch einmal zur Betätigung, dass er jetzt stark ist. Bleibt er „schwach" (abgeschaltet), sehen Sie nach, ob unter den anderen zugehörigen Metaphern vielleicht die richtige ist. Sind Sie schließlich mit allen Metaphern durch und ist der Muskel immer noch schwach, machen Sie mit den Reflexpunkten weiter. Bearbeiten Sie alle, bis der Muskeltest keine weiteren Imbalancen anzeigt.

7. Überprüfen Sie nach der Korrektur alle Muskeln (mit Unterenergie) zur Bestätigung, dass sie nun stark sind. Korrigieren Sie alle noch abgeschalteten noch einmal mit den Schritten 6 a) bis 6 d).

   (Wenn Sie auf Überenergie geprüft haben, überprüfen Sie nochmals alle Alarmpunkte, sie sollten jetzt nicht mehr abschalten. Beruhigen Sie verbliebene Überenergie mit den entsprechenden Akupressurpunkten.)

8. Bewerten Sie Ihr Ziel und Ihr Befinden neu; achten Sie darauf, ob eine der Metaphern besonders geeignet ist, Sie in Ihrer fortschreitenden Bewusstheit, Dynamik und Balance noch zu unterstützen.

Das Meridianrad

Die Meridianenergie fließt normalerweise in einer festgelegten Reihenfolge unaufhörlich und ununterbrochen in einer bestimmten Richtung von einem Meridian zum nächsten. Da dieses Fließen keinen Anfang und kein Ende hat, stellen wir die Reihenfolge der Meridiane auf einem Rad dar.

Die beiden Systeme auf der Mittellinie des Körpers sind das Zentral- und das Gouverneursgefäß. Das Zentralgefäß verläuft vom Schambein auf der Körpermitte zur Unterlippe, das Gouverneursgefäß vom Steißbein über die Wirbelsäule und den Kopf zur Oberlippe. Diese beiden Meridiane haben keine Maximalzeiten wie die anderen 12 Meridiane. Sie sind Auffanggefäße für überschüssige und verbrauchte Meridianenergien, die in den Körper ein- und aus ihm austreten.

Die Energie fließt im Körper folgendermaßen entlang der Meridianbahnen:

- Vom Körper zur Fingerspitze entlang der Innenseite („Yin-Seite") des Armes – als Yin-Energie.
- Von der Fingerspitze zum Gesicht entlang der Außenseite bzw. Rückseite des Armes – als Yang-Energie.
- Vom Gesicht zu den Füßen entlang der Außenseite des Beines – als Yang-Energie.
- Von den Füßen zum Körper entlang der Innenseite der Beine – als Yin-Energie.

Wir durchlaufen diesen aus vier Schritten bestehenden Prozess drei Mal, um alle 12 Meridiane zu erfassen. Das Abfahren der Meridiane mit den Händen kann eine schnelle, Energie spendende Massage darstellen. Sie können diese vervollständigen, indem Sie auch das Zentral- und das Gouverneursgefäß abfahren, die auf der Vorder- und der Rückseite des Körpers direkt zur Unter- und Oberlippe verlaufen. Machen wir das gegenseitig mit einem Partner oder aber in einer Gruppe, in der jeder seine eigenen Meridiane bearbeitet, so nennen wir das eine Meridianmassage.

Das Meridianrad

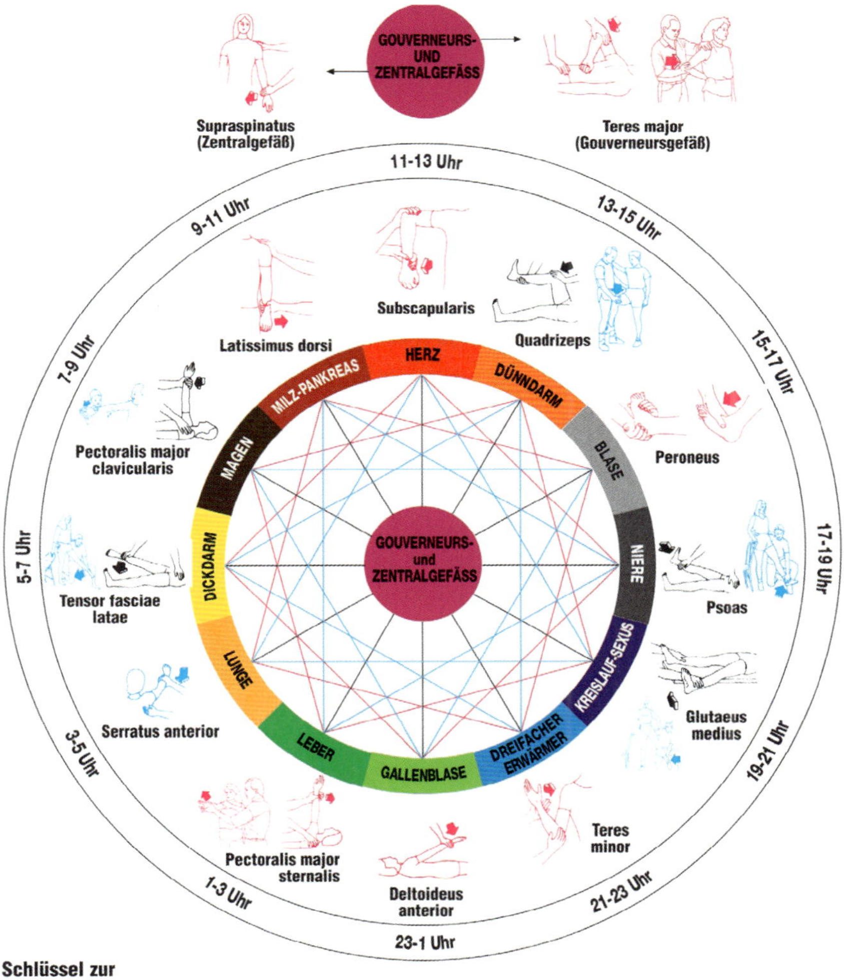

Schlüssel zur Verwendung der Farben:

- ■ Im Liegen
- ■ Im Stehen
- ■ In beliebiger Position (sitzend, stehend oder liegend)

Anmerkungen zur Bewertung der Energiemuster

Das Meridianrad mit der 24-Stunden-Einteilung veranschaulicht vier verschiedene Zyklen bzw. Beziehungen zwischen den Meridianen, die Grafik der 5 Elemente weitere zwei. Die Zeichnungen für den Muskeltest des Zentralgefäßes (Supraspinatus) und des Gouverneursgefäßes (Teres major) sind oberhalb des Rades abgebildet, da sie eher als Auffanggefäße für alle Meridiane dienen und nicht am 24-Stunden-Zyklus beteiligt sind. Die Zeichnungen für die Muskeltests der anderen 12 Meridiane sind außerhalb des Rades angeordnet. Sie entsprechen einem Farbkode: Rot für die Tests, die man im Sitzen, Stehen oder Liegen durchführen kann, Blau für die Tests im Stehen und Schwarz für die Tests, die im Liegen gemacht werden. Im äußeren Kreis ist jedem Muskeltest die Maximalzeit des entsprechenden Meridians zugeordnet.

Die verschiedenen Energiemuster auf dem Meridianrad

1. „Biberdamm"

Eine Blockade auf dem Meridianrad wird durch drei oder mehr im Uhrzeigersinn aufeinander folgende „blockierte" Meridiane angezeigt. Wir nennen dies einen „Biberdamm", da die Auflösung der Blockade „stromaufwärts" im Zyklus in der Regel alle nachfolgenden Blockaden auf dem Rad ebenfalls auflöst. Betrachten Sie die Metaphern und arbeiten Sie im Uhrzeigersinn mit den Balancepunkten für den ersten Meridian.

Bei der Überprüfung auf Überenergie beginnen Sie mit dem ersten Meridian mit Unterenergie, der im Uhrzeigersinn auf einen Meridian mit Überenergie folgt.

2. Dreiecke

Auf den Armen und Beinen gibt es je drei Yin- und drei Yang-Meridiane, die in derselben Richtung verlaufen. Diese sind im Meridianrad mit Dreiecken aus blauen Linien gekennzeichnet. Sind zwei oder drei Meridiane „blockiert", schauen Sie sich die Metaphern der ersten Imbalance an, die der jeweiligen Tageszeit am nächsten liegt.

Bei der Überprüfung auf Überenergie suchen Sie nach einem Meridian mit Überenergie und zwei Meridianen mit Unterenergie. Beginnen Sie mit dem ersten Meridian mit Unterenergie, der im Uhrzeigersinn auf einen Meridian mit Überenergie folgt.

3. Quadrate

Die Meridiane durchlaufen den ganzen Körper drei Mal, vom Kopf zum Fuß, vom Fuß zum Rumpf, vom Rumpf zu den Händen und von den Händen zum Kopf. Jeder dieser Körperkreisläufe wird im Meridianrad als Quadrat aus roten Linien zwischen vier Meridianen dargestellt. Sind drei oder vier Meridiane eines Quadrates „blockiert", schauen Sie sich die Metaphern der ersten Imbalance an, die der jeweiligen Tageszeit am nächsten liegt.

Bei der Überprüfung auf Überenergie suchen Sie nach einem Meridian mit Überenergie und drei Meridianen mit Unterenergie (mehr als ein Meridian mit Überenergie in einem Quadrat wird als Zufall angesehen und bildet kein Quadrat). Beginnen Sie mit dem ersten Meridian mit Unterenergie, der im Uhrzeigersinn auf einen Meridian mit Überenergie folgt.

Jedes Quadrat hat zusätzlich noch eine allgemeine Funktion innerhalb der vier Meridiane, aus denen es sich zusammensetzt. Das Quadrat (oder der Funktionskreis) aus Magen, Leber, Kreislauf-Sexus und Dünndarm hat Bezug zu metabolischen, anabolen und katabolen Funktionen. Das Quadrat aus Milz-Pankreas, Dreifachem Erwärmer, Lunge und Blase hat eine allgemeine Immunfunktion. Das Quadrat Herz, Gallenblase, Niere und Dickdarm ist allgemein mit spirituellen oder emotionalen Funktionen assoziiert.

Haben Sie eine Imbalance in einem „Quadrat", sind diese allgemeinen Funktionen zusätzlich zu den Metaphern der 5 Elemente, der Meridiane und Muskeln mögliche Symbole dafür, was in Ihrem Leben los ist, und können als solche betrachtet werden.

4. Die Speichen (Mittag-Mitternacht-Gesetz)

Die Meridiane, die auf dem Meridianrad 12 Stunden voneinander entfernt, also einander gegenüber liegen, stehen miteinander in Beziehung, denn die einen befinden sich in ihrer Maximalzeit, während die anderen in der Minimalzeit sind. Diese Beziehung wird im Meridianrad charakterisiert mit der Metapher der „Speichen". Sind *beide* Meridiane „blockiert", beginnen Sie mit demjenigen, der der entsprechenden Tageszeit am nächsten liegt.

Bei Überprüfung auf Überenergie suchen Sie einen Meridian mit Überenergie und einen anderen mit Unterenergie. Beginnen Sie mit dem Meridian, der Unterenergie hat. (Bei der Suche nach Über-Energie meint das Bild von den Speichen, dass ein Meridian Unterenergie und der gegenüberliegende Über-Energie hat.)

Die Alarmpunkte

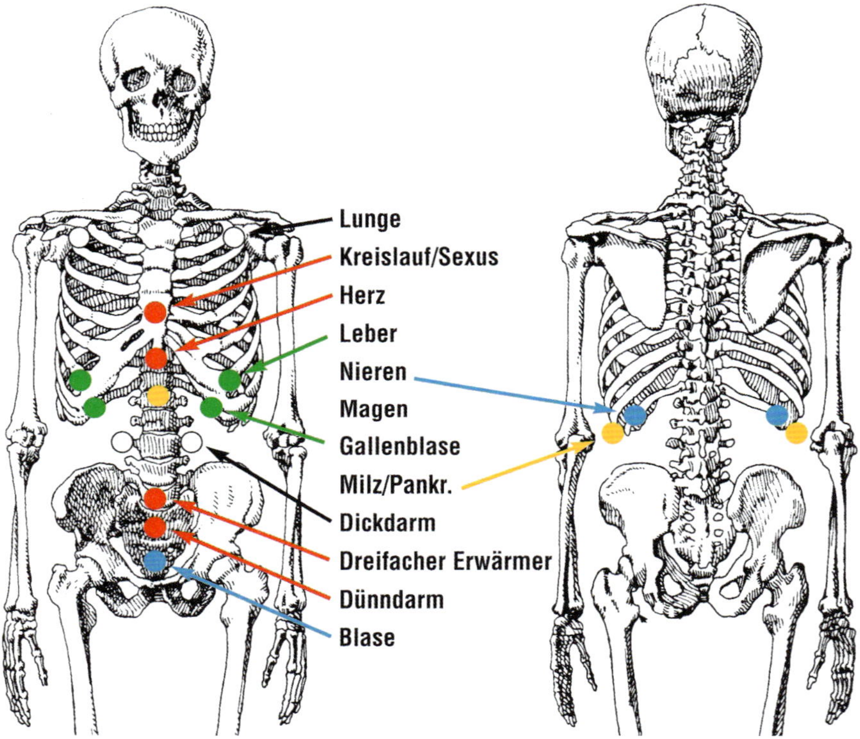

Die Lage der Alarmpunkte

Lunge: Beidseitig an der Verbindung zwischen Schulter und Brust

Kreislauf-Sexus: Mittellinie, auf dem Brustbein in Höhe der Brustwarzen

Herz: Mittellinie, ca. 1 Daumenbreite unterhalb der Spitze des Processus xyphoideus

Magen: Mittellinie, halbe Strecke zwischen dem Alarmpunkt für das Herz und dem Nabel

Dickdarm: Beidseitig, ca. 2 Daumenbreiten seitlich des Nabels

Dreifacher Erwärmer: Mittellinie, ca. 3 Querfinger unter dem Nabel

Dünndarm: Mittellinie, ca. 2 Daumenbreiten über dem Schambein

Blase: Mittellinie, 1 Daumenbreite über dem Schambein

Leber: Beidseitig, unter den Brustwarzen, zwischen 7. und 8. Rippe

Gallenblase: Beidseitig, am Rippenrand auf Höhe der 9. Rippe

Milz-Pankreas: Beidseitig, an der Spitze der 11. Rippe (seitlicher Rand des Körpers)

Niere: Beidseitig, an der Spitze der 12. Rippe

Was es mit den Alarmpunkten auf sich hat

Ein Muskel, der zunächst etwas schwach testet, wird manchmal offenbar noch schwächer, wenn Sie an den Wirbelsäulenreflexen, den neurolymphatischen, den neurovaskulären und anderen Punkten arbeiten. Es ist möglich, dass der entsprechende Meridian bereits Überenergie hat. Testet ein Muskel schwach, so heißt das meistens, dass der Meridian stimuliert werden muss, doch kann ein Meridian mit Überenergie den Funktionskreis „sprengen" und seinen Muskel schwächen. Ist er bereits überladen, führt jede weitere Stimulation zu noch mehr Imbalance.

Wenn Sie wissen wollen, ob ein Meridian Überenergie hat, brauchen Sie erst einmal einen starken Indikatormuskel (IM). Berühren Sie den zum Meridian gehörenden Alarmpunkt leicht und testen Sie den IM. Wird der Muskel schwach, während Sie den Test bei gehaltenem Alarmpunkt wiederholen, liegt Überenergie vor. Zur Korrektur suchen Sie die Akupressurpunkte im Schaubild für den zugehörigen Meridian bzw. Muskel. Schauen Sie nach, wo die Beruhigungspunkte liegen, und halten Sie sie leicht. Testen Sie nun erneut bei gehaltenem „Alarmpunkt" und unmittelbar darauf noch einmal den schwachen Muskel. Beide sollten stark testen.

Überprüfen Sie bei einer 1-Punkt-Balance auch jeden Meridian auf Überenergie.

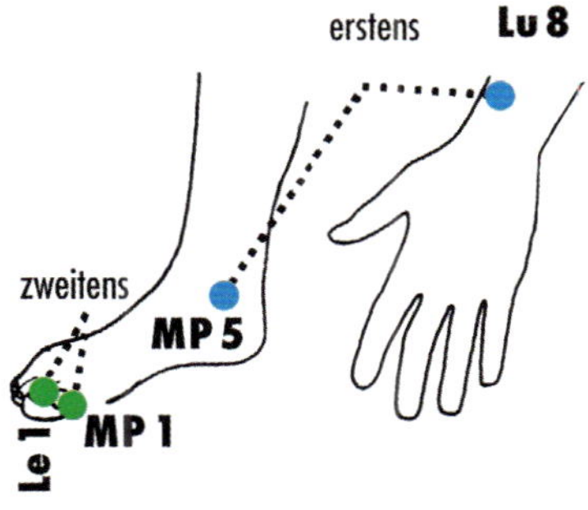

Die Zyklen der 5 Elemente

In diesem traditionellen chinesischen Paradigma spiegeln sich alle Aspekte des Universums und alle natürlichen Erdzyklen wider. (Es handelt sich dabei nicht um die chemischen Elemente der westlichen Wissenschaft.) Die 5 Elemente haben ihre Wurzeln im Volkstum und stehen als Metaphern für unwandelbare Wahrheiten. Als solche beziehen sie alle Phasen des Lebenskreises mit ein.

Aus der Phase der Geburt stammt Holz.

Die Phase des Emporstrebens erzeugte Feuer.

Im Stadium der Reife war Erde.

In der Phase der Zersetzung / des Zerfalls: Metall.

In der Phase des Todes / der Wiedergeburt: Wasser.

Die beiden Energiekreisläufe

Zwei verschiedene Energiekreisläufe wirken zusammen, um das gesamte Universum im Gleichgewicht zu halten:

1. Der Sheng-Zyklus ist der Schöpfungs- und Ernährungskreislauf, der im Uhrzeigersinn durch die Elemente wandert. Dabei, so heißt es, erschaffe und nähre das „Mutter"-Element das „Tochter"-Element. Beispiel: Man sagt, Holz sei die Mutter des Feuers, da es das Feuer nähre, Feuer sei die Mutter der Erde, da sie sie aus seiner Asche erschaffe, die Erde opfere ihre Metalle und Mineralien, um Metall zu bilden, Metall produziere Wasser, und Wasser ernähre das Holz.
2. Der zweite Energiekreislauf ist der Ko- oder Kontrollzyklus, in dem jedes Element auf das übernächste (im Uhrzeigersinn) einen kontrollierenden Einfluss ausübt. In der Grafik ergibt sich dadurch ein sternförmiges Muster. So wird Holz als „Großmutter" der Erde bezeichnet und kontrolliert sie, indem es diese durchdringt. Erde kontrolliert Wasser, da sie es enthält, Wasser kontrolliert Feuer, da es dieses löscht. Feuer kontrolliert Metall, da es dieses schmilzt, und Metall kontrolliert Holz, da es dieses zerkleinert.

In den Elementen zeigen sich auch andere Eigenschaften, zum Beispiel Emotionen, Klänge und Farben, Geschmacksrichtungen und

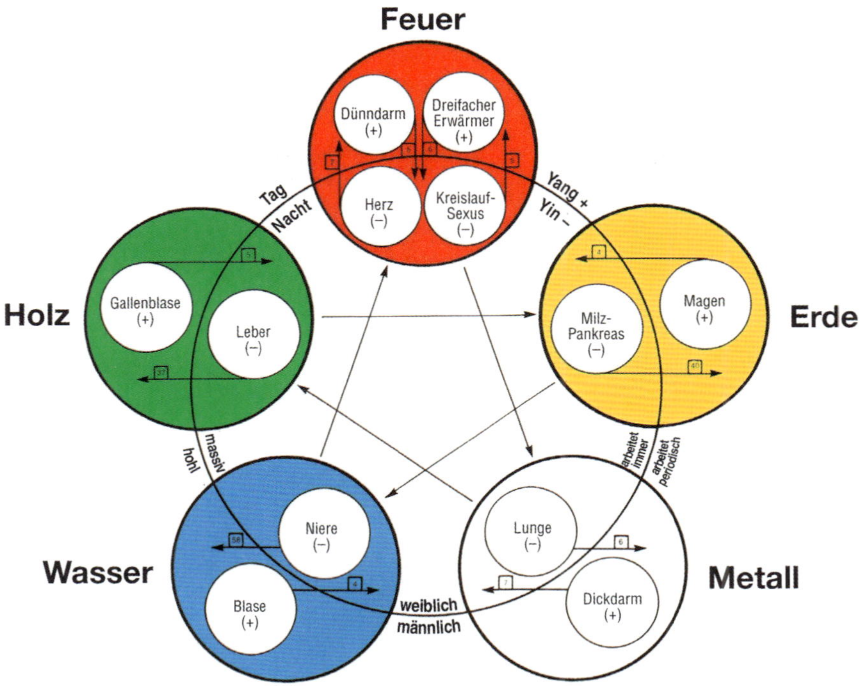

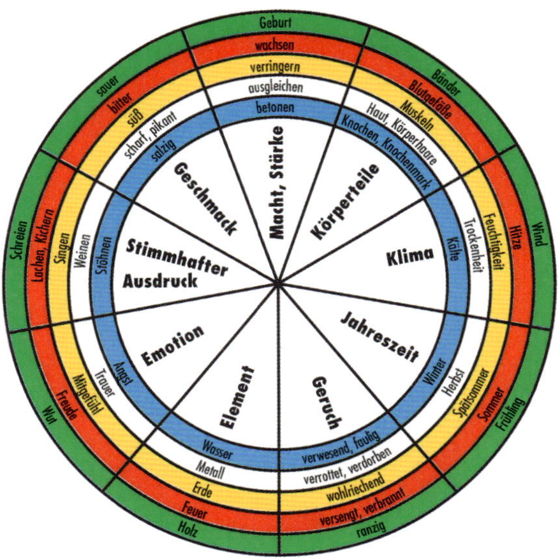

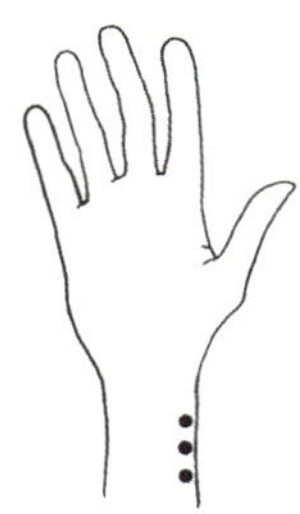

Rechte Hand

Leichter Druck

Dickdarm
Magen
Dreifacher
Erwärmer

Starker Druck

Lunge
Milz-Pankreas
Kreislauf-Sexus

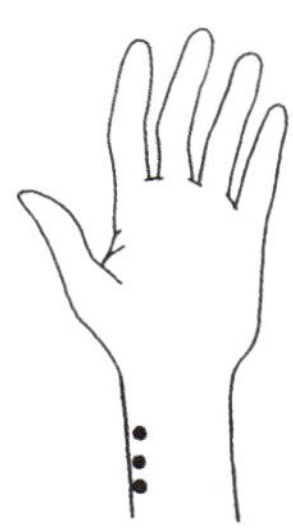

Linke Hand

Leichter Druck

Dünndarm
Gallenblase
Blase

Starker Druck

Herz
Leber
Niere

Gerüche sowie die Jahreszeiten. Auch die Körperenergie der Yin- und Yang-Meridiane wird dargestellt. Für jeden in der traditionellen chinesischen Medizin Bewanderten sind alle diese Merkmale von Bedeutung. Der erfahrene chinesische Arzt würde zum Beispiel darauf achten, welche dieser Merkmale im Ungleichgewicht sind, so, ob die betroffene Person eine bestimmte Hauttönung hat oder eine bestimmte Klangfärbung in ihrer Stimme und ob sie bestimmte Jahreszeiten, Geschmacksrichtungen usw. bevorzugt oder ablehnt.

In unserem zweidimensionalen Modell wird ein Energiekreis vom anderen überlagert und man sollte daran denken, dass jeder Zyklus die 5 Elemente in ihrer Gesamtheit beeinflusst. Überschüssige Energie wandert im Uhrzeigersinn durch die 5 Elemente und nimmt den kürzesten Weg. Sie bedient dabei beide Zyklen und „schiebt" Energie durch das Meridiansystem.

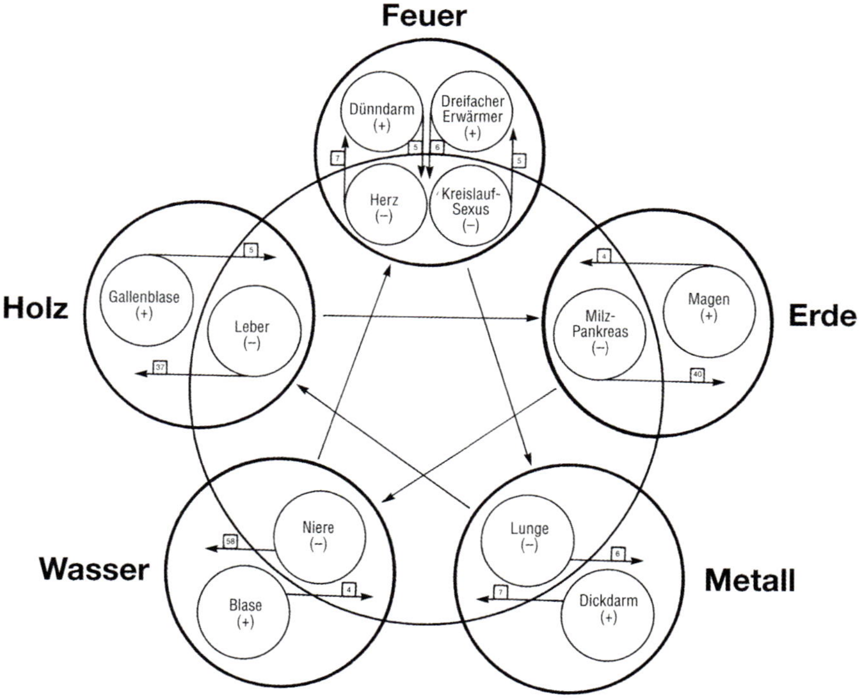

Die Bewertung der 5 Elemente

A. Machen Sie alle üblichen Vortests und setzen Sie ein Ziel.

B. Testen Sie mindestens die 14 Muskeln.

(Korrigieren Sie Zentral- und Gouverneursgefäß zuerst.)

C. Variante „Einfaches Modell“:

Suchen Sie eine Reihe von Meridian-Imbalancen, wobei Sie mit dem Sheng- oder Ko-Zyklus im Uhrzeigersinn arbeiten. Korrigieren Sie den ersten entriegelten Muskel, den Sie hier finden, *beginnen Sie aber immer mit einem Yin-Meridian, das sind diejenigen, die innen im Kreis liegen und mit (-) gekennzeichnet sind* („Beginn mit Yin“).

C. Variante „Überenergie-Modell“:

1. *Überprüfen Sie die Alarmpunkte*, um ein Überenergie-Muster zu bekommen. Berühren Sie die Alarmpunkte nur leicht.
2. Beginnen Sie mit der *ersten Unterenergie im Yin nach einer beliebigen Überenergie* (arbeiten Sie im Uhrzeigersinn mit dem Sheng- oder Ko-Zyklus).
3. Sie können aber auch mit dem Wirbelsäulenreflex, den neurolymphatischen Punkten und den anderen üblichen Methoden funktionskreislokalisieren, um den passenden Anfangsmeridian zu finden. Funktionskreislokalisieren Sie die Reflexpunkte weiter und testen Sie andere Muskeln mit Unterenergie noch einmal. Diese sollten jetzt sperren und damit anzeigen, dass Ihr Hauptreflexpunkt entsprechend Energie in Bewegung setzt, um alle anderen Meridiane zu balancieren. Korrigieren und überprüfen Sie auf die übliche Weise.

D. Überprüfen Sie nach der Korrektur alle Muskeln mit Unterenergie, sie sollten nun sperren. (Überprüfen Sie auch alle Alarmpunkte, die nun ebenfalls stark sein sollten.)

E. Überprüfen Sie die Zielformulierung noch einmal – sie sollte nun stark testen. Bringt das Ziel den IM immer noch zum „Abschalten“, so arbeiten Sie mit ESR. Bewerten Sie das Ziel auf einer analogen Skala noch einmal und bewerten Sie auch, wie Sie sich jetzt fühlen.

Der Pulstest

Mit dem Pulstest aus der chinesischen Pulsdiagnose können wir überschüssige Energie in den Meridianen feststellen. In TFH erheben wir hauptsächlich „Unterenergie“, die durch das Entriegeln eines Muskels angezeigt wird. Manchmal jedoch entriegelt der Muskel auf Grund von „Überenergie“. Wenn wir vor einer Korrektur einen Energiestatus in allen Muskeln bzw. Meridianen erheben, können wir auch auf Überenergie überprüfen und haben damit eine Entscheidungshilfe, womit wir am besten beginnen. Man kann folgendermaßen auf Überenergie überprüfen:

1. Machen Sie die üblichen Vortests. Halten Sie das linke Handgelenk mit der rechten Hand und testen Sie den anderen Arm als IM. Oder: Die Testperson umfasst das linke Handgelenk mit der rechten Hand und legt Zeige-, Mittel- und Ringfinger direkt unter der Handgelenksfalte auf, wie in der Grafik Seite 85 und im Schaubild der 5 Elemente gezeigt. Mit einem leichten Druck wird die Energie der drei Yang-Meridiane angezeigt.
2. Hält die Testperson ihr Handgelenk selbst, können Sie einen Indikatormuskel am Bein testen. Kommt es zu einem Indikatorwechsel, testen Sie jede Fingerposition einzeln, um den betroffenen Yang-Meridian zu bestimmen.
3. Testen Sie nochmals wie zu Beginn mit drei Fingern, diesmal aber mit festem Druck, um die Yin-Meridiane anzuzeigen.
4. Testen Sie nun am anderen Handgelenk auf dieselbe Weise.

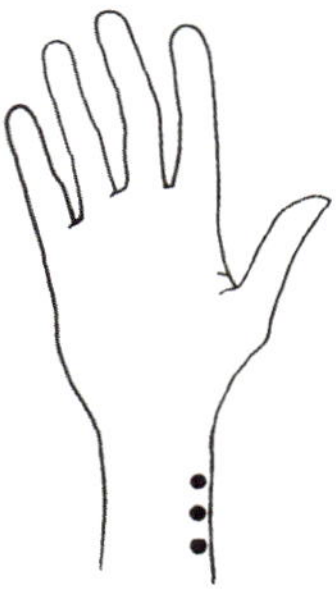

Rechte Hand

Leichter Druck

- Dickdarm
- Magen
- Dreifacher Erwärmer

Starker Druck

- Lunge
- Milz-Pankreas
- Kreislauf-Sexus

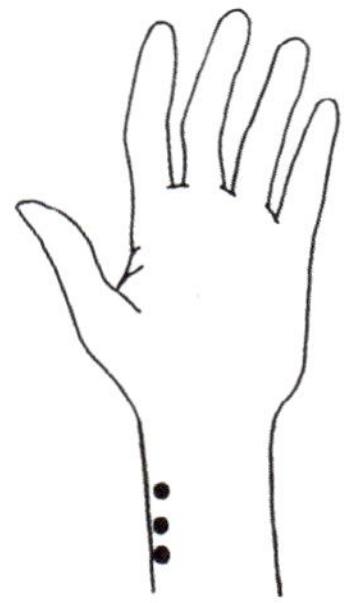

Linke Hand

Leichter Druck

- Dünndarm
- Gallenblase
- Blase

Starker Druck

- Herz
- Leber
- Niere

Balance:

Beruhigen Sie jeden Meridian, der Überenergie zeigt, mit Hilfe der Akupressurpunkte, um die Meridianenergie auszugleichen. Überprüfen Sie jeden Pulspunkt, der den Indikatormuskel geschwächt hat. Alle sollten jetzt stark testen und damit anzeigen, dass die Testperson balanciert ist.

Anmerkung: Im Schaubild für die 5 Elemente ist auch das Kreisbild mit den traditionellen Metaphern der 5 Elemente in Form eines „Kuchens" abgebildet. Damit hat man einen schnellen Überblick über die zu einem bestimmten Element gehörigen Metaphern. Beispielfragen für jedes Element befinden sich in den nachfolgenden Abschnitten.

Warum gibt es nur zwei TFH-Modelle der Statusermittlung?

Jede wissenschaftliche Arbeit enthält einen wissenschaftlichen Teil – den empirischen oder experimentellen Beweis dafür, dass eine Technik das gewünschte Ergebnis wirksam liefert – und einen künstlerischen bzw. geistigen Teil, der die feinen persönlichen Unterschiede enthält, was für den Einzelnen am besten funktioniert, ob er der traditionellen oder der vorgegebenen Methode anhängt oder nicht.

Den einzig richtigen Weg gibt es nicht

Touch for Health ist sowohl eine Wissenschaft als auch eine Kunst. Wir zeigen zwei Modelle, wie man eine Bewertungsbalance macht (einfach und mit Hilfe der Überenergie), da sich diese schon lange angewendeten Modelle als gute Beispiele für das, was bei vielen Menschen funktioniert, bewährt haben. Gleichzeitig wird dadurch auch deutlich, dass es nicht nur einen richtigen Weg gibt mit Touch for Health zu arbeiten.

Wer diese Methoden anwendet, bringt sowohl Wissen als auch persönliche Intuition und Einsicht ein. Wer Touch for Health praktiziert, findet schließlich zu seinem eigenen, ganz speziellen Weg, wie er jede Technik am effektivsten anwendet, um das natürliche System der Heilungskräfte in der Begegnung mit der Testperson in Gang zu setzen. Das ist in Ordnung und entspricht der Kunst und dem Geist von TFH.

Wenn man mit einem bestimmten Modell arbeitet, muss man natürlich seine Prämissen kennen. Man kann nicht zu jeder beliebigen Zeit alles wissen oder wahrnehmen, also werden Modelle entwickelt, die unsere Erfahrungen für bestimmte Zwecke vereinfachen. Solange Sie die Begrenzungen eines Modells erkennen – seine Prämissen und den begrenzten Zweck des Modells –, erzielen Sie die besten Ergebnisse und erkennen auch, wann Sie Ihr Modell erweitern oder völlig verändern müssen.

Im einfachen Bewertungsmodell balancieren wir zuerst die Energie im Zentral- und Gouverneursgefäß, damit die verbrauchte oder überschüssige Energie den Körper über die Atmung verlassen kann. Wir gehen dann davon aus, dass wir jede Überenergie beseitigt haben und sich alle anderen Energieblockaden in den Meridianen meist als Unterenergie zeigen werden, so dass wir die Korrekturen auf dieser

Basis vornehmen. Wird ein Muskel jedoch durch Berühren der Reflexpunkte nicht stark, sondern sieht es vielmehr danach aus, als würde er noch mehr „geschwächt“, so überprüfen wir auf Überenergie in diesem Meridian. Das machen wir über den zugehörigen Alarmpunkt oder die Pulse, zur Korrektur der Überenergie halten wir die Akupressurpunkte zum Beruhigen. Nach der 14-Muskel-Balance können wir auch auf verbliebene Überenergie testen und mit den Akupressurpunkten korrigieren.

Im Überenergie-Modell gibt es keine Prämissen bezüglich der Überenergie. Wir überprüfen alle Meridiane auf Unterenergie, die durch schwache Muskeln angezeigt wird, und danach auf Überenergie über die Alarmpunkte oder die Pulse. Die Bewertung wird dann nach dem Gesamtmuster von Über- und Unterenergie vorgenommen.

Es gibt Menschen, die lieber mit der etwas verfeinerten Methode des Überenergie-Modells arbeiten, während andere die einfachere Methode bevorzugen: KISS. (Engl. Version: *Keep it simple, sweetheart.* Dem entspricht im Deutschen etwa: KÜSS-chen = Keinen überflüssigen Stress, Süße!)

Die 42 Touch for Health-Grundmuskeln

Erläuterungen zur Übersicht über die Muskeln und Meridiane

In dieser Tabelle finden Sie alle 42 Muskeln aus TFH in alphabetischer Reihenfolge, außerdem die ihnen zugeordneten (mit ihnen korrespondierenden, in Verbindung stehenden) Organe und Meridiane sowie die Abschnittsnummern der großen TFH-Wandkarte und die Seitenzahlen aus dem Handbuch *Gesund durch Berühren*.

- Der Farbkode in der ersten Spalte stimmt mit den Markierungen am *Fuß* der Schaubilder überein. Es handelt sich dabei um die Farben, die nach alter chinesischer Tradition den Meridianen im Meridianrad zugeordnet sind – im Unterschied zu den Farben der 5 Elemente.
- Die zweite Spalte enthält die Nummern der entsprechenden Sektionen der TFH-Wandkarte *Gesund durch Berühren*.
- In der dritten Spalte finden Sie die 42 TFH-Muskeln in alphabetischer Reihenfolge.
- Die vierte Spalte benennt die entsprechende *Organbeziehung*. In TFH schließen wir jedoch nicht auf den Organzustand selbst, sondern betrachten die Organfunktion als Metapher für eine Funktion dieser Art innerhalb der Gesamtpersönlichkeit und ihres Lebens.
- Die fünfte Spalte gibt jeweils den zugehörigen *Meridian* an. Unser Hauptinteresse gilt dem Energieausgleich zwischen allen Meridianen und der Meridianfunktion als einer Metapher für die entsprechende Funktion in der Gesamtpersönlichkeit.
- Die sechste Spalte nennt die *Maximalzeit* des Meridians. (Die *Minimalzeit* ist um zwölf Stunden verschoben, also beispielsweise 0 Uhr anstatt 12 Uhr mittags.)
- Die siebte Spalte gibt die entsprechende *Seite* im alten TFH-Handbuch *Gesund durch Berühren* an.

Übersicht: Die 42 *Gesund durch Berühren*-Grundmuskeln

Sektion	Muskel	Organbeziehung	Meridian	Uhrzeit	Buchseite
4	Abdominalmuskeln	Dünndarm	Dünndarm	14 Uhr	70
7	Adduktoren	Sexualorgane	Kreislauf-Sexus	20 Uhr	86
1	Brachioradialis	Magen	Magen	8 Uhr	56
11	Coracobrachialis	Lunge	Lunge	4 Uhr	112
11	Deltoideus	Lunge	Lunge	4 Uhr	114
9	Deltoideus anterior	Gallenblase	Gallenblase	24 Uhr	102
11	Diaphragma	Lunge	Lunge	4 Uhr	116
8	Gastrocnemius	Nebennieren	Dreifacher Erwärmer	22 Uhr	100
7	Glutaeus maximus	Sexualorgane	Kreislauf-Sexus	20 Uhr	90
7	Glutaeus medius	Sexualorgane	Kreislauf-Sexus	20 Uhr	84
8	Gracilis	Nebennieren	Dreifacher Erwärmer	22 Uhr	96
1	Halsmuskeln	Nebenhöhlen	Magen	8 Uhr	54
6	Iliacus	Ileocoecalklappe	Niere	18 Uhr	74
2	Latissimus dorsi	Pankreas	Milz-Pankreas	10 Uhr	58
1	Levator scapulae	Magen	Magen	8 Uhr	52
1	Nackenmuskeln	Nebenhöhlen	Magen	8 Uhr	54
6	Oberer Trapezius	Augen und Ohren	Niere	18 Uhr	80
2	Opponens pollicis	Milz	Milz-Pankreas	10 Uhr	62
1	Pectoralis maj. clavicularis	Magen	Magen	8 Uhr	50
10	Pectoralis maj. sternalis	Leber	Leber	2 Uhr	106
5	Peroneus	Blase	Blase	16 Uhr	72
7	Piriformis	Sexualorgane	Kreislauf-Sexus	20 Uhr	88
9	Popliteus	Gallenblase	Gallenblase	24 Uhr	104
6	Psoas	Niere	Niere	18 Uhr	78
12	Quadratus lumborum	Wirbelsäule	Dickdarm	6 uhr	122
4	Quadrizeps femoris	Dünndarm	Dünndarm	14 Uhr	68
10	Rhomboideus	Leber	Leber	2 Uhr	108
5	Sacrospinalis	Blase	Blase	16 Uhr	74
8	Sartorius	Nebennieren	Dreifacher Erwärmer	22 Uhr	94
11	Serratus anterior	Lunge	Lunge	4 Uhr	110
8	Soleus	Nebennieren	Dreifacher Erwärmer	22 Uhr	98
3	Subscapularis	Herz	Herz	12 Uhr	66
13	Supraspinatus	Gehirn	Zentralgefäß	20 Uhr	46
12	Tensor fasciae latae	Dickdarm	Dickdarm	6 Uhr	118
14	Teres major	Wirbelsäule	Gouverneursgefäß	12 Uhr	48
8	Teres minor	Schilddrüse	Dreifacher Erwärmer	22 Uhr	92
5	Tibialis anterior	Blase	Blase	16 Uhr	76
5	Tibialis posterior	Blase	Blase	16 Uhr	76
2	Trapezius	Milz	Milz-Pankreas	10 Uhr	60
2	Trizeps brachii	Pankreas	Milz-Pankreas	10 Uhr	64
2	Unterer Trapezius	Milz	Milz-Pankreas	10 Uhr	60
12	Unterschenkelflexoren	Dickdarm	Dickdarm	6 Uhr	120

Die Verwendung von Metaphern in TOUCH FOR HEALTH

Das Nachsinnen über die Metaphern als mentale Übung aktiviert die parallele Verarbeitung in verschiedenen Gehirnarealen und der gesamten „Seele" und bringt uns beim Balancieren unserer Energien auf unseren individuellen Lebenszweck zunehmend mit unseren angeborenen, nährenden Ressourcen in Kontakt. Auch wenn man nur an die Metapher denkt oder darüber spricht, wird oft schon die Energie in allen Meridianen ausgeglichen, wie der Muskeltest zeigt. Das Nachdenken über die Metapher fördert aber auch Einsichten aller Art und neue Perspektiven für unser Leben.

Wir verwenden hier den Begriff „Metapher" in seinem weitesten Sinn. Wir meinen damit symbolische Bilder oder Handlungen, Ähnlichkeiten im übertragenen oder wörtlichen Sinn, Parallelen, selbstverständliche Folgerungen usw. Wir suchen nach jeder Art bildlicher Vorstellung, die einen bedeutenden Aspekt Ihres Lebens in lebendiger Weise veranschaulicht. Dabei handelt es sich um einen weitgehend kreativen bzw. assoziativen Vorgang. Er kann dazu beitragen, Ihnen bestimmte bewusste Einsichten in Probleme Ihres persönlichen Lebens zu vermitteln oder einfach alles „in Fluss" zu bringen.

Die Metaphern, die mit der Imbalance von Meridian oder Muskel korrespondieren, mögen vielleicht nicht zu Ihrem speziellen Ziel passen. Sie sind möglicherweise von Bedeutung, müssen aber nicht zwingend in einem bestimmten Augenblick auf eine bestimmte Person anwendbar sein. Die Entscheidung darüber, ob die Metaphern einen Sinn ergeben oder Bedeutung im Leben erlangen, liegt immer bei den Hilfesuchenden.

Schauen Sie sich an, ob eine der Metaphern zu ihrem gegenwärtigen Leben passt oder ob sie sich vielleicht auf ein Ereignis in der Vergangenheit bezieht oder symbolisch für ihre zukünftige Richtung steht. Beginnen Sie mit der einfachsten Metapher und achten Sie darauf, ob es da „klingelt". Passt sie – großartig! Schießt Ihnen eine andere Idee durch den Kopf, betrachteten Sie diese als wichtiger. Passt die Metapher nicht und fällt Ihnen nichts ein, könnten Sie einfach weitermachen. Vielleicht haben Sie aber auch ein bestimmtes Gefühl, wenn Sie an die Metapher denken. Versuchen Sie dieses Gefühl mit Worten auszudrücken oder nehmen Sie es einfach bewusst wahr.

Wenn wir uns für die Imagination, die freie Assoziation und die sich von selbst einstellenden Reaktionen auf die Metaphern öffnen, werden wir oft mit starken, nach oben drängenden Emotionen konfrontiert. Das können solche sein, die während des Tages als erledigt betrachtet oder abgewehrt oder aber über lange Zeit unterdrückt worden sind. Emotionen drücken sich in hohem Maße körperlich aus und wenn wir sie in einem geschützten Rahmen ausleben und abbauen können, erfahren wir körperlich oftmals eine große Erleichterung.

Wir dürfen nicht vergessen, dass die unabdingbaren Notwendigkeiten für das Überleben tief in den Menschen verankert sind: Hunger, sexuelles Verlangen, Vermeiden von Schmerzen usw. Die Emotionen Wut, Freude, Mitgefühl, Kummer, Angst usw. dienen dazu, dass unser Gesamtorganismus aus Körper, Geist und Seele dazu mobilisiert wird, sich mit den Überlebensbedürfnissen auseinander zu setzen. Es kann tatsächlich einmal notwendig sein, diese Emotionen und Gefühle zu verleugnen, um des Überlebens willen oder um mit einer schwierigen Situation umgehen zu können. Wenn wir jedoch unsere Emotionen gewohnheitsmäßig oder dauerhaft unterdrücken, kann der Energiestrom in der Gesamtpersönlichkeit blockiert werden, so dass wir unsere Talente nicht mehr voll ausschöpfen und unsere einzigartige Lebensaufgabe nicht entdecken können. Sie sollten es sich gestatten, die auftauchenden Emotionen zuzulassen, wenn Sie im Rahmen Ihrer Energiebalance an die Metaphern denken. Vergewissern Sie sich, dass das Entscheidungsrecht bei der Person bleibt, die die Balance bekommt, so dass sie, wenn die Emotionen zu überwältigend werden, jederzeit „Stopp“ sagen und an „frisches Brot“ oder ein anderes, neutrales, beruhigendes Bild denken kann.

Die Metaphern der 5 Elemente

Wir gehen davon aus, dass die 5000 Jahre alten Metaphern der 5 Elemente aus der chinesischen Medizin Symbolcharakter haben und daher vielfältig interpretiert werden können. Man kann die elf Aspekte eines jeden Elements am besten verstehen, wenn man sich die Wörter als Bilder vorstellt, die im Kopf auftauchen, sobald sie ausgesprochen werden. Wir speichern nahezu unser gesamtes Wissen und unsere Erinnerung in Bildern, die zu unseren fünf Sinnen, unseren Emotionen, unserer Intuition und unserem Gefühl für ihre Wertigkeit in Bezug stehen. Mit Hilfe der Metaphern der 5 Elemente werden Assoziationen mit Bildern, Ideen, sensorischen Empfindungen und Gefühlen hervorgerufen, die Bezug zu Ihrem Leben und Ihren gegenwärtigen Zielen haben.

Eine genauere Übersetzung des chinesischen Schriftzeichens für „Element" könnte „Phase" sein. Das ursprüngliche Zeichen für *xing* bedeutet laufen, sich bewegen. Es steckt Aktion darin sowie Prozess und Veränderung. Somit repräsentieren die 5 Elemente ständig ablaufende, simultane und einander ausgleichende Prozesse. Diese fünf Prozesse sind auch als Phasen in einer Reihe von Zyklen miteinander verflochten. Mit Phasen können lange Zyklen gemeint sein wie die Jahreszeiten und die Phasen des menschlichen Lebenszyklus oder aber kürzere wie der Tag- und Nachtzyklus oder der Lebenszyklus individueller Zellen.

Im chinesischen energetischen System liegt die Betonung mehr auf Kontext und Muster als auf Monokausalität. Wir im Westen neigen dazu, ein Problem auseinander zu pflücken und es auf eine einzelne Ursache und eine einzelne Heilmethode zu reduzieren. Wir versuchen, das Problem auf einen einzelnen Begriff, nämlich Krankheit, zu reduzieren; sie kann man beseitigen oder man kann mit ihr umgehen. Der traditionelle chinesische Heiler sammelt Anzeichen und Symptome, bis ein Gesamtbild der Person in ihrer Vielschichtigkeit entsteht. In der östlichen Lehre steht die Person im Mittelpunkt. Die Menschen werden als Körper-Geist-Seele-Wesen gesehen, deren Aspekte sich einmal als mehr physisch, ein anderes Mal als mehr geistig oder seelisch, jedoch niemals nur in einer einzigen Richtung manifestieren. Den gesamten Lebensumständen eines Menschen und seinen Zielen zu einem bestimmten Zeitpunkt wird immer Rechnung getragen.

Wenn wir in TFH einen Energiestatus erstellen, können wir analytisch vorgehen, ein dominantes Ungleichgewicht ermitteln und vielleicht zielgenau von dem einen Punkt aus zu balancieren beginnen, für den die Logik am ehesten spricht, wobei wir oft mit nur einer einzigen Korrektur alle nachfolgenden Muskeln ebenfalls stärken. Wir könnten auch eine einzelne Schlüsselmetapher finden, die Priorität hat, und die Energie darauf balancieren. Es wird sicher Zeiten geben, in denen wir genau das brauchen und wollen, doch im Allgemeinen ist unser Bestreben darauf ausgerichtet, so viele Faktoren wie nur möglich wahrzunehmen. Es kann zu jeder Zeit mehr als nur eine dominante Imbalance vorliegen. Für jedes spezifische Problem oder Ziel zeigt sich uns meist ein spezifisches Imbalancemuster. Wenn wir die Informationen schichtweise zusammentragen, erhalten wir das Gesamtbild eines Menschen im Rahmen seiner gesamten Lebensumstände.

Die Erklärungen und Fragen, die ich in diesem Buch zusammenstelle, sind meine eigenen kreativen Interpretationen der Metaphern der 5 Elemente, von denen einige auf den traditionellen Bedeutungen der Symbole und einige auf meinen eigenen, mehr westlich geprägten Assoziationen beruhen. Wahrscheinlich werden Sie mehr davon haben, wenn Sie darauf achten, wie Sie selbst auf die Metaphern in Wort und Bild reagieren, und sich eher mit dem beschäftigen, was Ihnen spontan einfällt oder in den Sinn kommt, als dass Sie sich zu irgendwelchen „korrekten“ Interpretationen in meinem oder im traditionellen Sinne zwingen. Viele meiner Ideen können im Sinne der traditionellen chinesischen Medizin sehr wohl „falsch“ sein und wem diese kulturell geprägten Bedeutungen vertraut sind, der kann einfach über meine Fehler hinwegsehen. Ich schlage jedoch vor, zunächst einmal herauszufinden, was die Symbole in *Ihnen* hervorrufen und was sie Ihnen über Sie selbst mitteilen. Betrachten Sie meine Erklärungen und Fragen als Beispiele dafür, wie man deduktiv mit diesen Metaphern umgehen kann. Schließlich können Sie sich auch mit den ursprünglichen traditionellen Texten befassen, um daraus weitere Einsichten für sich selbst zu gewinnen, aber weniger, um sich von einer Autorität die „korrekte“ Interpretation diktieren zu lassen.

In TFH arbeiten wir mit zehn traditionellen Metaphern, die zu jedem der 5 Elemente gehören. Ich habe die Phasen der kognitiven und philosophischen Entwicklung studiert und daraufhin einen elften Metaphernzyklus dazugenommen, den ich als Metaphernzyklus der Glaubenssysteme und Weltanschauungen bezeichne. Die Entwicklungsphasen von Glaubensmustern und Anschauungen des Menschen korrespondieren einerseits mit einem linearen Modell des mentalen Vermögens, auf bestimmte Art und Weise zu denken (kognitive Entwicklung), andererseits mit dem Voranschreiten auf Stufen der spirituellen oder philosophischen Vorstellungen. Ich glaube aber auch, dass jeder Einzelne je nach seinen verschiedenen Zielen oder Problemen sein ganzes Leben hindurch immer wieder andere Blickwinkel einnehmen kann.

Der Metaphernzyklus der Glaubenssysteme und Weltanschauungen

Jeder von uns bedient sich mehrerer unterschiedlicher, der eigenen Erfahrung entsprechender Realitätsmodelle, um Entscheidungen zu treffen, seine Leistung zu verbessern und mehr persönliche „Bestmarken" zu erreichen. Zu jedem dieser Modelle gehören bestimmte Prämissen und Ideen, die wir für wahr halten, auch wenn uns diese Glaubensmuster nicht bewusst sein mögen. In den Prämissen unserer eigenen Weltsicht erkennen wir unseren *Glauben* vielleicht gar nicht als solchen. Wir wollen ihn vielleicht schlicht als „Realität" bezeichnen. Wir möchten vielleicht einfach sagen: „So *ist* das Leben eben." Wenn ich das Wort Glaube verwende, verstehe ich darunter den Prozess, mit dem wir unsere persönliche Weltsicht, unsere Glaubensmuster, aktiv gestalten, damit wir im Leben Stellung beziehen und bewusste Entscheidungen treffen können.

Unsere Glaubensmuster bilden das Gerüst dafür, wie wir unsere ganzheitliche, weitgehend unbewusste und unausgesprochene Lebenserfahrung und die Art und Weise, wie die Welt funktioniert, begreifen – was tatsächlich real ist und welche Gesetze im Bereich des Möglichen herrschen. Ich verstehe Glaube als das aktive spirituelle Element in unserem ständigen Bemühen, die wahrhaftigste, tiefste, mächtigste Bedeutung im Leben zu entdecken und bewusst zu machen und unsere Glaubensmuster, unsere Handlungen und unser Sein dahingehend zu entwickeln, dass wir in Harmonie mit diesen Wahrheiten sind. Dies kann in Form einer persönlichen Beziehung geschehen, wie im Gebet zu Gott oder Jesus. Unsere Weltsicht und unser Glaube formen als fundamentale Kraft unsere Erfahrung und Wahrnehmung, unsere Prioritäten und Leidenschaften. Sie bewegen sich in verschiedenen Stadien durch unser Leben, verändern sich aber ständig, entwickeln sich und ziehen sich zyklisch durch die unterschiedlichen Phasen. Glaubensmuster und Glaube können sich für verschiedene Probleme oder Aspekte des Lebens in unterschiedlichen Phasen befinden. Betrachten wir ein offenes System von Metaphern, deren Gültigkeit 5000 Jahre umfasst, können wir

Einsicht in unsere Glaubensmuster im Allgemeinen sowie bezüglich besonderer Lebensprobleme und -ziele gewinnen und uns diese bewusst machen.

Die Metaphern der Organfunktion

Es ist wichtig darauf hinzuweisen, dass das chinesische Verständnis von den Organfunktionen sich erheblich von der westlichen Vorstellung unterscheidet. In der traditionellen chinesischen Philosophie werden Organe als Metaphern, als symbolische Repräsentationen von Funktionen betrachtet. Der Organ*funktion* wird die *Schaffung* des physischen Organs zugeschrieben, es ist also nicht das physische Organ, das die Funktion bestimmt. Physische Organe sind Phänomene oder Ausdrucksformen von Organfunktionen, keine mechanistischen Strukturen, zu deren Verständnis man durch anatomisches Zerlegen Zugang finden kann. Den tatsächlichen Mechanismus wird man niemals ganz verstehen, man kann ihm jedoch durch eine ganzheitliche Betrachtungsweise der Metapher der Organfunktion Rechnung tragen.

In TFH richten wir uns mit einem ungenauen oder subjektiven Verständnis ein, denn wir arbeiten nur mit sicheren Reflexen zum Balancieren der Energie und legen Wert darauf, dass sich jeder Mensch seiner selbst bewusst sein muss und selbstverantwortlich einen medizinischen Fachmann aufsucht, wenn er das Gefühl hat, TFH könne ihm nicht genügend Hilfe bieten. Wir betreiben TFH als tägliche *Hygiene*, nicht als medizinische Behandlung einer Krankheit. Wir profitieren davon, dass die Metaphern subjektiv und ungenau sind, denn jeder Mensch ist einzigartig und so muss die Interpretation der Metapher in einzigartiger Weise auf *ihn,* entsprechend seiner Lebenserfahrung zugeschnitten werden. Es gibt keine festgelegte „richtige" Antwort, sondern nur Antworten, die für den betreffenden Menschen im Augenblick wahr klingen.

Organfunktionen sind nicht auf das Organ beschränkt. Sie können im gesamten Menschen und in jeder Zelle ablaufen. Jede Zelle des Menschen beinhaltet alle Funktionen der 5 Elemente. Es ist möglich, dass die körperliche Fehlfunktion eines bestimmten Organs nicht dem Energieungleichgewicht der Organfunktion in der Gesamtpersönlichkeit entspricht. Genauso kann es vorkommen, dass das Energieungleichgewicht einer Organfunktion sich nicht im körperlichen

Organ widerspiegelt. Das bedeutet, dass Sie eine Fehlfunktion oder Verletzung am Fuß haben können, die zu einem Ungleichgewicht in der Energie der Leberfunktion führt. Das heißt aber nicht, dass die Leber durch die Verletzung am Fuß direkt geschädigt wurde, sondern dass die Leberfunktionen der Zellen des Fußes eine subtile Energieblockade übermitteln, die durch Benutzen der Reflexpunkte oder der Metaphern der Leberfunktionen aufgelöst werden kann.

Im Laufe meiner langjährigen Erfahrung mit der Arbeit und der Weiterentwicklung des TFH-Systems hat sich gezeigt, dass selbst schwer wiegende Organkrankheiten sich oft nicht als Hemmung eines Muskelindikators oder als Überenergie im zugehörigen Meridian zeigen. Die organbildenden Zellen können in anderen Meridianen Energieungleichgewichte haben, die den heilenden Energiestrom blockieren und zur Erkrankung des Organs führen. Bei der Arbeit mit TFH gilt unser Interesse dem Bemühen, einem Menschen beim Auswählen und Erreichen seiner persönlichen Ziele zu helfen, nicht der Behandlung bestimmter Krankheiten, Fehlfunktionen oder Verletzungen. Sie können Ihr Ziel erreichen, ohne dass der krankhafte Zustand verschwindet; Sie können aber auch in ein Gleichgewicht der Energien kommen, das seinerseits das innere Heilungssystem anstößt und den Krankheitszustand auflöst. Sehen Sie in der Organmetapher nicht das einzelne Körperorgan, sondern die zugehörige Funktion, das Symbol dafür, was in Ihrem Leben geschieht.

Liegt Ihnen die Diagnose einer Organkrankheit oder irgendeiner anderen Krankheit vor, so wenden Sie sich an einen qualifizierten Fachmann, der biomedizinisch diagnostiziert und behandelt. Sie können ergänzend zur medizinischen Behandlung mit TFH arbeiten, indem Sie sich zum Beispiel Gedanken darüber machen, was Leiden in Ihrem Leben bedeutet oder wofür die wissenschaftlichen Fakten symbolhaft stehen. Ein Herzanfall oder eine Lebererkrankung, ja, selbst Halsschmerzen gehen über die rein körperliche Bedeutung hinaus. Mit Hilfe von TFH können wir feststellen, was eine Diagnose an emotionaler, spiritueller und symbolischer Resonanz innerhalb unserer gesamten Lebensumstände hervorruft, damit wir den entsprechenden Stress abbauen und unsere Energie auf optimales Funktionieren des Immunsystems balancieren können. Im Rahmen des TFH werden diese Metaphern nicht wörtlich genommen, als reflektierten sie den klinischen Status eines Körperorgans. Wir untersuchen vielmehr, welche Bedeutungen wir den Organen zuschreiben und in welcher Weise diese Bedeutungen auch einen Aspekt unserer Lebenserfahrung widerspiegeln könnten. Einige physiologische Begriffe von Organfunktionen aus der westlichen Medizin finden als weitere mögliche Quelle für bedeutsame Metaphern Eingang in diese Diskussion; sie dienen aber nicht als Diagnoseinstrument für organisch bedingte körperliche Zustände.

Die Muskelmetaphern

Muskeln werden nicht isoliert eingesetzt. Für jeden Muskel, der kontrahiert, gibt es andere Muskeln, die sich entspannen oder aber abgeschaltet sein müssen; einige Muskeln müssen den Ursprung stabilisieren und andere müssen ebenfalls aktiv werden, um eine sanfte Bewegung in die gewünschte Richtung zu ermöglichen. Bei den TFH-Muskeltests wird eine bestimmte Position eingenommen, wodurch ein bestimmter Muskel teilweise isoliert wird und andere Muskeln mehr oder weniger inaktiviert werden. Die besten Ergebnisse erzielen wir, wenn wir auch spüren, wie der Muskel während des Testens kontrahiert. Versuchen Sie sich den jeweiligen Muskel während der Bewegung bewusst zu machen. Haben Sie ein bewusstes und taktiles Gefühl dafür bekommen, so versuchen Sie, sich Gedanken und Gefühle, die Ihnen in den Kopf kommen, bewusst zu machen. Denken Sie darüber nach, welche Art von Handlung in dieser Bewegung steckt. Entspricht die tatsächliche Handlung Ihrem Leben oder Ihrem Ziel? Was könnte die Handlung in Ihrem Leben symbolisieren?

Überlegen Sie, was Ihnen die Bewegung sagt. Und wenn Sie eine kleine Denkhilfe brauchen, prüfen Sie, ob die Muskelaktion und die Musterfragen eine Bedeutung für Sie haben. „Schießt Ihnen etwas durch den Kopf?“ Vielleicht können Sie darüber nachdenken, ob Sie Ihre freie Assoziation, Ihre Intuition oder die subtile innere Kommunikation akzeptieren, selbst wenn es nicht so scheint, als gäbe es eine direkte Beziehung zur Muskelaktion.

Die Metaphern werden meist während der Energiebalance eingesetzt, man kann sie auch im Zusammenhang mit dem Ergebnis der Balance diskutieren, aber nach der Balance konzentrieren wir uns mehr auf die besondere Bedeutung, die sie für die einzelne Person haben, und nicht so sehr auf die Metaphern als solche. So kann der

Proband seine Geschichte erzählen und herausfinden, was ihn besonders begeistert, wo er verletzt ist oder Schaden genommen hat oder sich in einer Abwehrhaltung befindet.

Will man lernen die Metaphern nutzbringend einzusetzen, so muss man zuhören können und noch andere kommunikative Fähigkeiten beherrschen. Dabei kann es sich um zwischenmenschliche Kommunikation oder um Kommunikation mit uns selbst, Selbst-Bewusstheit, handeln. Der Proband wird im Zusammenhang mit den Metaphern oft bewusste Einsichten haben, aber auch durch die Körpersprache, den Tonfall usw. Dinge erkennen lassen, deren er sich nicht bewusst ist. Der begleitenden Person kommt eine wichtige Rolle bei der Beobachtung der Reaktionen zu, die dem Probanden entgehen mögen, für die er vielleicht blind ist oder gegenüber denen er eine Abwehrhaltung einnimmt. Dennoch bleiben wir dabei, dass die Verantwortung für sich selbst beim Probanden bleibt. Die begleitende Person bietet ihre Beobachtungen lediglich als Möglichkeiten an. Es liegt beim Einzelnen selbst, sich anhand seiner eigenen Meinung zu entscheiden.

Die begleitende Person bemüht sich darum, aufmerksam zu sein. Die Parabel des Einzelnen, seine bedeutsame Geschichte, sein ganz spezielles, einzigartiges Leben, setzt sich aus seinen einzigartigen subjektiven Erfahrungen zusammen. Mit jeder Metapher geben wir dem Probanden die Möglichkeit, das subjektive Gleichgewicht im Verhältnis zum Gefühl, zum Problem oder zur Geschichte, die eine solche Metapher in Gang setzt, zu bewerten. Wir setzen TFH ein, damit sich die Menschen ihrer Ungleichgewichte bewusst werden, damit sie besser ins Gleichgewicht kommen, ihre Körperfunktionen voll einsetzen, ihre Mission erfüllen, ihre Talente nutzen und ihre Bestimmung finden können.

Ganzheitlich zuhören heißt, dass wir versuchen, nicht nur Fakten zu hören, sondern auch Emotionen, Inkongruenzen und Konflikte, Themen voller Begeisterung und solche voller Ungleichgewicht. Der Erfolg dieser Übung ist uns fast garantiert, wenn unser Grundbestreben darin besteht, den Menschen, so wie er in dem bestimmten Augenblick ist, als wichtigen Teil der Welt zu respektieren und ihm diesen Respekt auch zu übermitteln. Jeder Mensch hat auch einen transzendenten Wert, denn eine größere Kraft als er selbst wirkt durch ihn. Unsere Bemühungen um Selbst-Bewusstheit und beim

Balancieren der Energie müssen in Harmonie mit dieser großen Kraft kommen, zu der wir gehören. Wie können diese universelle Energie, der wir das Leben verdanken und die uns mit der gesamten Schöpfung verbindet, mit verschiedenen Namen belegen: *Chi, Ki, Prana, Heiliger Geist, ruach*, angeborene Intelligenz usw. (Für mich ist Jesus Christus diese personifizierte Energie in Menschengestalt. Jesus sprach oft in Parabeln, Symbolgeschichten, die je nach unseren Bedürfnissen vielfältig interpretiert werden können. Anmerkung von John Thie) Wir sollten unsere eigenen Symbolgeschichten als aus derselben, in uns liegenden Quelle kommend respektieren und durch ihre Betrachtung Richtung und Bedeutung im Leben finden.

Was bedeutet die Metapher jetzt in Ihrem Leben?
Klingelt es bei Ihnen?
Sieht es so aus, als habe sie Bedeutung in diesem Zusammenhang?
Lässt sie Sie an etwas denken?
Bringt sie Ihnen etwas in Erinnerung?
Wissen Sie, was das für Sie ist?
Wofür könnte das ein Zeichen sein, eine Metapher – was symbolisiert sie?

Zuerst sollten Sie selbst schauen, was Sie mit der Metapher assoziieren, dann unsere Interpretationen der traditionellen chinesischen Symbolbedeutungen heranziehen, um zu sehen, welche Reaktion das bei Ihnen hervorruft und ob die Bedeutung in irgendeiner Weise „passt“. Schließlich könnten Sie sich noch weiter mit den Metaphern beschäftigen, um Ihr Verstehen Ihrer selbst zu fördern, nicht, um sich zu „fixierten“ und „korrekten“ Bedeutungen zu zwingen.

Das Zentral- und das Gouverneursgefäß

Diese beiden Meridiane beziehen sich auf das Gleichgewicht zwischen der gespeicherten Energie und der Energie, die aus der Seele ausströmt (aus dem ganzen Menschen). Sie sind mit dem Lungenmeridian eng verbunden, da sie zum Atemzyklus gehören, mit dem feine Energien und Luft in die Seele ein- und aus ihr ausströmen, doch sie haben Bezug zu allen Elementen und Organen. Von den Muskeln dienen der Supraspinatus und der Teres major als Indikatoren des Zentral- bzw. Gouverneursgefäßes. Diese beiden Muskeln werden als erste balanciert, damit sie sich wieder im Gleichgewicht befinden und stark testen. Sind eingesetzte und gespeicherte Energie im Gleichgewicht, kann die Überenergie in einem der anderen Meridiane leichter ins Gleichgewicht gebracht werden. Damit wird die größte Veränderung möglich und es werden die Personen und Dinge angezogen, die zur Erfüllung unserer Bestrebungen führen.

Die Funktion des Zentralgefäßes

Im Zentral- oder Konzeptionsgefäß wird die verbrauchte Energie gespeichert, bevor sie den Körper mit dem Ausatmen verlässt. Da überschüssige und/oder verbrauchte Energie entfernt werden muss, stehen alle Meridiane mit ihm in Verbindung. Die zugehörige Metapher ist das Loslassen einer ehemals zweckdienlichen Idee, Sache, Emotion, heuristischen (zu neuen Erkenntnissen führenden) Wahrheit, Weltsicht usw. Der Meridian ist kurz und wir verwenden einen kleinen Muskel (den Supraspinatus) als Indikator. Das Loslassen nebensächlicher oder subtiler Dingen kann ungemein wichtig sein, damit Neues in Ihr Leben treten kann. Denken Sie an das Ausatmen und Loslassen von Dingen, die Ihnen einmal dienlich waren, jetzt aber nicht mehr gebraucht werden. Das Zentralgefäß hat Bezug zu den Gehirnfunktionen, die der angeborenen Intelligenz der Gesamtseele dienen. Diese Intelligenz kommt in jeder Zelle vor und ist Ausdruck Ihrer gesamten inneren Weisheit. Hier laufen Automatismen (oder autonome Handlungen) ab, während andere Dinge bewusst getan werden; hier werden mehrere Dinge gleichzeitig getan und Veränderungen vorgenommen, wenn sich die Umstände verändern.

Zentralgefäß: 19 - 21 Uhr

RNS

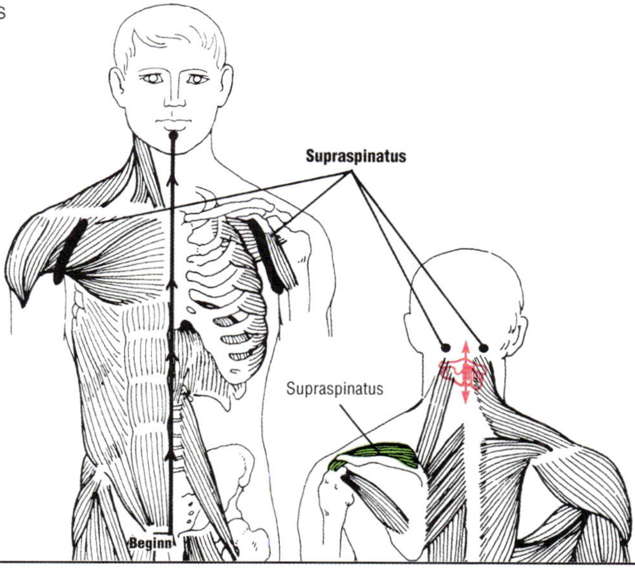

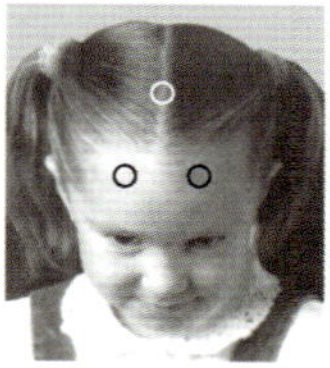

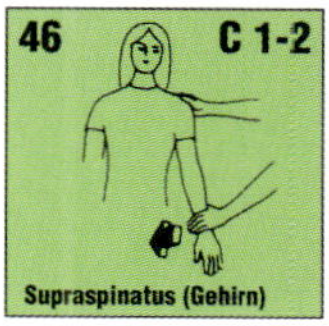

Gouverneursgefäß: 11-13 Uhr

Eiweiß, Jod

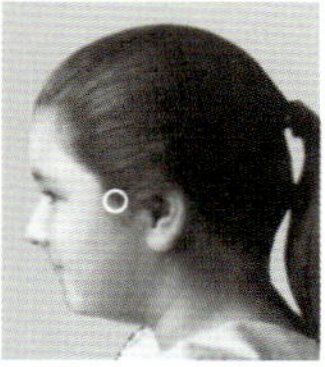

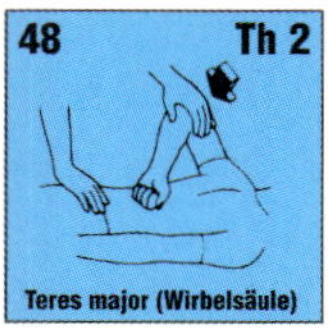

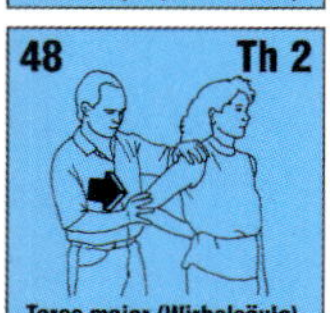

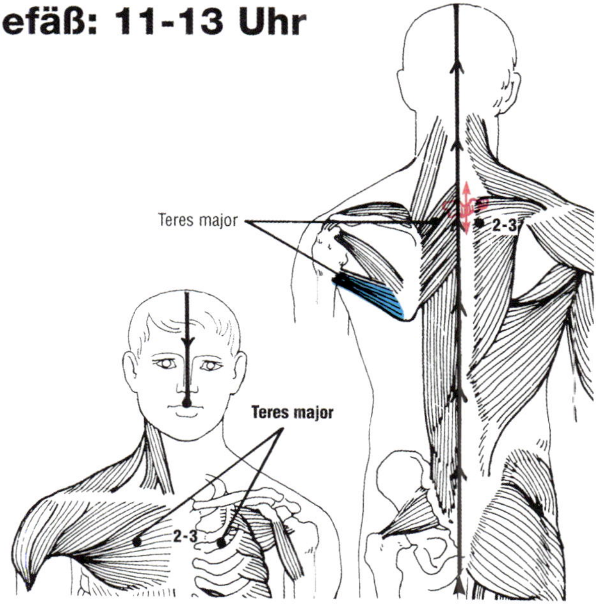

Welche subtile, nebensächliche Sache oder Idee müssen Sie loslassen, um Ihr Ziel zu erreichen?

Der zugehörige Muskel: Der Supraspinatus

Dies ist ein kleiner Schultermuskel, der den Arm in eine nach vorne weisende Position anhebt.

Spüren Sie hin, wie sich dieser kleine Muskel auf der Schulter unter dem Nackenmuskel (unter dem oberen Trapezius) zusammenzieht. Es ist ein ganz feines Gefühl. Der Supraspinatus ist ein tiefer Muskel. Wenn Sie das Gefühl haben, dass sich ein Muskel anderswo zusammenzieht oder anspannt, überprüfen Sie die Testposition oder betrachten Sie den Supraspinatus als abgeschaltet. Ist ein Muskel nicht ganz angeschaltet, kann er andere Muskeln zur Kompensation rekrutieren.

Test: Den gestreckten Arm etwa 30° anheben und leicht zur Seite bringen. Die Handinnenfläche weist zur Leiste. Die gegenüberliegende Schulter mit der anderen Hand stabilisieren. Druck wird auf den Unterarm ausgeübt, die Druckrichtung geht zur Leiste.

Was müssen Sie loslassen (etwas Unbedeutendes, Subtiles?), das Ihnen früher zweckdienlich war, aber jetzt nicht mehr?

Die Funktion des Gouverneursgefäßes

Dieser Meridian ist mit allen anderen Meridianen, einschließlich dem Zentralgefäß, verbunden. Er ist ein Sammelbecken für überschüssige oder verbrauchte Energie, bevor diese mit dem Atem ausströmt. Bevor man die anderen Muskeln als Indikatoren für Imbalancen in der Seele (dem ganzen Menschen) heranzieht, sollte man diese gespeicherte Energie erkennen bzw. freisetzen, indem man die Belastungen betrachtet, die ein Mensch im wörtlichen oder übertragenen Sinn trägt.

Das Gouverneursgefäß ist mit dem Stehen und der Funktion der Wirbelsäule verbunden. Es kann auch mit der Epiphyse (Zirbeldrüse) in Bezug gebracht werden, die mit den Tag-Nacht-Zyklen von Licht und Dunkelheit zu tun hat.

Mit welchen Übergängen haben Sie gerade zu kämpfen oder welche müssen Sie machen? Welche subtilen oder dramatischen Verschiebungen in Ihrem Energiekontingent nehmen Sie gerade vor oder müssen Sie vornehmen? Wie empfinden Sie die Nacht gegenüber dem Tag? Welche ist Ihre liebste Jahreszeit? Was tragen Sie, das Ihnen zur Last wurde? Wie können Sie Ihre Last transformieren, so dass sie Ihnen Hilfe und nicht Behinderung ist?

Der zugehörige Muskel: Der Teres major

Dies ist ein kleiner Muskel auf der Schulterrückseite. Wenn er nicht optimal arbeitet (angezeigt durch den Test: facilitiert/stark), hängen die Schultern eher nach vorne, so als ob Sie tatsächlich oder bildlich ein Gewicht oder eine Last tragen würden. Dieser Muskel hat insbesondere Bezug zur Epiphyse, die mit den Tag-Nacht-Zyklen von Licht und Dunkelheit zu tun hat.

Spüren Sie hin, wie sich dieser kleine Muskel zwischen der Spitze Ihres Oberarms und dem Ende des Schulterblatts zusammenzieht.

Test: Der Handrücken wird in die Taille gelegt, der Ellbogen so weit nach hinten gehalten, wie es angenehm ist. Schulter auf derselben Seite leicht stabilisieren. Die Schulter darf nicht herabfallen. Der Druck erfolgt gegen den Ellbogen zur Körpervorderseite.

Welche Bürde, welches Gewicht muss von Ihrem Leben genommen werden? Wie stellen Sie sich diese Bürde vor? Ist es eine schwere Last, eine Menge Ketten, eine Person? Wie werden Sie sie loswerden? Werden Sie sie absetzen oder abwerfen? Brauchen Sie Hilfe dabei? Mit welchen Übergängen haben Sie gerade zu kämpfen oder welche müssen Sie machen? Welche subtilen oder dramatischen Verschiebungen in Ihrem Energiekontingent nehmen Sie gerade vor oder müssen Sie vornehmen? Wie können Sie Ihre Last transformieren, so dass sie Ihnen Hilfe und nicht Behinderung ist?

Das Element Erde und seine Metaphern

Meridiane: Magen- und Milz-Pankreas-Meridian

Die Metapher des Elements Erde bezieht sich auf den Grund, den Boden, den Staub. Das Element Feuer gebiert Erde, symbolisiert durch die Asche, die zur Erde zurückkehrt. Erde wiederum gebiert Metall, symbolisiert durch die Salze, Mineralien und Edelmetalle, die sich in der Erde bilden. Das Element Erde wird durch Holz kontrolliert, das durch die Wurzeln der Bäume, die die Erde zusammenhalten, symbolisiert wird. Das Element Erde wiederum kontrolliert Wasser, indem es dieses birgt und ihm als See oder Fluss Form gibt. Das Element Erde gehört zum Spätsommer und es heißt, das sei eine Übergangszeit, nicht nur zwischen Sommer und Herbst, sondern zwischen allen Jahreszeiten. Die zum Element Erde gehörige Richtung ist weder der Norden, noch der Süden, Osten oder Westen, es ist das Zentrum, die Mitte. So werden die 5 Elemente manchmal mit der Erde im Mittelpunkt dargestellt und die anderen vier Elemente gruppieren sich in den Hauptrichtungen darum herum.

Haben Sie das Gefühl, dass Sie mit den Füßen auf dem Boden stehen, oder müssen Sie sich mehr erden und zentrieren? Haben Sie in Ihrer jetzigen Wandlungsphase das Gefühl, dass Sie genügend verwurzelt sind, um Ihr Wachstum zu nähren, und genügend Stabilität haben, um Ihren Träumen Form zu verleihen (Element Wasser)?

Die zum Element Erde gehörige **Farbmetapher** ist **Gelb**.

Was bedeutet die Farbe Gelb in Ihrem Leben? Was könnte die Farbe Gelb in Bezug auf Ihre gegenwärtigen Lebensziele darstellen?

Gelb könnte der **Jahreszeitmetapher** des Elements Erde, dem **Spätsommer**, entsprechen. Es ist die Reifezeit des Getreides und die Erntezeit für früh gereifte Feldfrüchte. Wir könnten uns erntereife Getreidefelder oder den Vorgang der Getreideernte vorstellen.

Ist die Zeit für Sie reif, um zu ernten, was Sie gesät haben, oder müssen sich die Dinge noch ein wenig länger entwickeln? Was muss in Ihrem Leben jetzt geerntet werden und was muss noch eine Weile reifen dürfen?

Die **Klimametapher** des Elements Erde ist die Dumpfigkeit oder **Feuchtigkeit**. Wir könnten uns ein Klima vorstellen, in dem wir schwitzen, ohne dass wir uns wirklich anstrengen. Wir können an Dampf, Nebel oder Dunst denken.

Wofür könnten Feuchtigkeit, Dampf, Nebel oder Dunst in Ihrem Leben stehen? Brauchen Sie ein wenig mehr Dampf, um Ihre Ziele zu erreichen, oder wird Ihr Fortschritt durch Nebel behindert? Erscheint Ihnen Ihr Leben zu trocken oder zu feucht oder zu dumpfig?

Die **Geruchsmetapher** des Elements Erde ist „**wohlriechend**". Wir könnten daran denken, uns Zeit zu nehmen, um etwa den Duft der Blumen auf einer Sommerwiese zu schnuppern und so die angenehmen und erfreulichen Seiten des Lebens zu genießen. Traditionellerweise ist die Metapher vom Wohlgeruch verbunden mit dem Räucherwerk (Weihrauch) bei spirituellen oder kultischen Feiern. Wir könnten hier auch an die Wohlgerüche denken, die wir mit unseren vertrauten Familienfeiern oder mit gesellschaftlich bzw. kulturell bedeutsamen Festen verbinden. (Wir wissen ja gut, wie es duftet bei einem Geburtstagskaffee oder an Weihnachten vor dem Lichterbaum ...)

Wofür könnte „wohlriechend“ in Ihrem Leben stehen? Nehmen Sie sich genügend Zeit, um innezuhalten und den Duft der Blumen zu riechen – die Wohlgerüche in Ihrem Leben zu genießen –, oder müssen Sie sich auf die Erledigung Ihrer Arbeit konzentrieren und sich bemühen, die Ernte einzubringen?

Die **Geschmacksmetapher** des Elements Erde ist **„süß“**. Sie kann zusätzlich zu dem genussvollen Gefühl im Mund mit allen Sinnen in Beziehung gebracht werden. Süß kann ein angenehmer Geruch wie bei wohlriechend, ein für das Ohr melodiöser oder harmonischer Klang wie beim Singen, ein erfreulicher, schöner, wohl gestalteter Anblick für das Auge oder sogar eine Eigenschaft wie reizend, gutmütig, sanft, angenehm oder sympathisch sein. Die Metapher vom süßen Geschmack kann neben der wörtlichen Bedeutung in Bezug auf Nahrungsmittel und neben den ernährungsbedingten, gesellschaftlichen, kulturellen und anderen Bedeutungen, mit denen wir solche Geschmacksrichtungen verbinden, für viele Aspekte unseres Lebens stehen.

Was schmeckt süß in Ihrem Leben oder bezogen auf Ihre Ziele? Brauchen Sie mehr „Süßes“ oder sollten Sie die süßen Seiten in Ihrem Leben mehr schätzen, um Ihre Ziele zu erreichen?

Die **Emotionsmetapher** des Elements Erde ist **Mitgefühl** oder Empathie. Zu dieser Emotion des Mitfühlens gehört, dass man die Gefühle mit einem anderen teilt und/oder dessen Gefühle oder Erfahrungen versteht und entsprechend reagiert. Sei es als Beileidsbezeugung und Trostspende in Zeiten von Trauer oder Traurigkeit, oder im Sinne von Übereinstimmung, Kameradschaft oder Gleichgesinntheit in Bezug auf jede andere Emotion. Ist das Mitgefühl, die Empathie, im Gleichgewicht, so können wir verstehen, wo andere „stehen“. Besteht ein Ungleichgewicht, können wir von den Verhaltensweisen und Emotionen anderer überwältigt werden und unsere eigene emotionale Balance verlieren.

Wie könnte Mitgefühl bzw. Empathie mit Ihren Zielen in Verbindung stehen? Haben Sie zu viel davon und verlieren dabei Ihre eigenen Gefühle und Bedürfnisse aus den Augen oder müssen Sie sich mehr auf die Gefühle anderer einlassen? Brauchen Sie mehr/weniger Mitgefühl oder Empathie von anderen?

Die Metapher des **stimmlichen Ausdrucks** des Elements Erde ist das **Singen**. Dazu gehört das Hervorbringen und/oder Hören von Wörtern in rhythmischer oder musikalischer Modulation der Stimme. Wie bei der Empathie kann jede Emotion darüber ausgedrückt, darauf bezogen oder davon inspiriert werden. Singen gehört zum Selbstausdruck und zum Verstehen anderer. Es gibt für uns alle Augenblicke, in denen wir unsere Gefühle durch Singen kundtun müssen oder das Gefühl enthusiastischer Begeisterung von anderen brauchen. Jemand, bei dem der Aspekt des Singens im Element Erde immer wieder unausgeglichen ist, sagt häufig: „Ich kann nicht singen" oder „Ich singe nie". Das kann damit zu tun haben, dass derjenige tatsächlich (verborgene) Verletzungen hat und nicht singen kann, es kann sich aber auch auf die Fähigkeit zum Selbstausdruck beziehen, darauf, verstanden zu werden und andere zu verstehen.

Welchen Stellenwert hat das Singen in Ihrem Leben oder in Bezug auf Ihr Ziel? Haben Sie das Gefühl, Sie „singen" (erzählen) zu viel, oder brauchen Sie mehr begeistertes, ausdrucksstarkes Singen in Ihrem Leben?

Es heißt, das Element Erde kräftige die **Muskeln**. Die Muskeln stehen für Bewegung und Aktivität. Die Muskeln zu kräftigen könnte Sie stärker, reifer oder kraftvoller machen? Agiler, flexibler, aktiver?

Welche Rolle spielen Muskel oder Stärke in Bezug auf Ihre Ziele? Brauchen Sie mehr Kraft, Bewegung oder Aktivität, um Ihre Ziele zu erreichen, oder müssen Sie sich mehr darauf konzentrieren, in der Mitte, in der Stille und geduldig zu sein?

Die Metapher der **persönlichen Stärke** des Elements Erde ist **Verringern**. Es gibt einen Punkt in unserem Leben, an dem weniger mehr ist und wir einige Dinge loslassen müssen, um in unserem eigenen Leben stärker zu sein. Es gibt viele Aspekte des Zurücksteckens und der allmählichen Reduktion im Leben, durch die wir effektiver und authentischer werden.

Was gibt es in Ihrem Leben, das nicht mehr nötig, lohnend oder vorteilhaft ist, das Sie aber dennoch tun oder woran Sie aus Gewohnheit oder Angst vor der Veränderung festhalten? Was können Sie loslassen, um in Ihrem Leben persönlich stärker sein zu können?

Die **Glaube/Weltsicht-Metapher** des Elements Erde hat Bezug zur späten Adoleszenz und zum frühen Erwachsenenalter. Struktur und Funktion werden im Zusammenhang gesehen. Systeme werden als flexible und multiple Absichten (*purposes*) widerspiegelnd betrachtet. Dies ist eine Übergangsphase, die durch Ernüchterung mit Buchstabengläubigkeit und kritikloser Akzeptanz von Regeln charakterisiert ist. Stattdessen steigern wir unsere Fähigkeit zum abstrakten Denken und zur Reflexion über das Selbst und die eigenen Handlungen aus verschiedenen Blickwinkeln, auch denen von anderen. Diese Phase kann man als die **Weltsicht des konventionellen bzw. künstlichen Glaubens** bezeichnen.

Setzen Sie zu wenig oder zu viel Vertrauen in die Werte Ihrer sozialen Gruppe, Ihrer Gemeinschaft oder Kultur und sehen Sie sich mit den Augen der anderen? Sind Sie festgefahren und stecken in Ihren eigenen Gedanken und Gefühlen fest oder wehren Sie Ihre wahren inneren Gedanken und Gefühle über Ihre Lebenserfahrung ab?

Der Magenmeridian

Maximalzeit des Magenmeridians: 7–9 Uhr

Zur Maximalzeit des Magens gehört es, potenzielle Nahrung aufzunehmen und mit ihrer Verdauung zu beginnen. Die 35 Millionen Magenzellen haben eine Vielzahl verschiedener Aufgaben. Während der Maximalzeit nimmt der Magen neue Stoffe und neue Ideen auf, mischt sie miteinander und speichert sie vorübergehend zur weiteren Assimilation. Dies ist ein Augenblick im Zyklus, wo man sieht, was zur Verfügung steht, und es für andere Aufgaben der Seele festhalten kann (*tagging*). Der Magenmeridian ist ganz besonders mit dem Mund verbunden, da dort das Verdauungssystem seinen Anfang nimmt; er hat aber notwendigerweise auch mit dem Geruchssinn, dem Sehsinn usw. zu tun. Wie oft gesagt wird, beginnt die Verdauung in Wahrheit im Gehirn und die Maximalzeit des Magens steuert eine starke mentale oder emotionale sowie eine Nahrungskomponente bei. Zum ersten Mal kommen wir durch das, was wir sehen, riechen oder hören, mit potenzieller Nahrung und neuen Ideen in Berührung und die Verdauung geht am besten vonstatten, wenn dabei allen fünf Sinnen Rechnung getragen wird. Manchmal sehen wir nicht, was wir aufnehmen (beachten nicht, was wir essen), oder wir schlucken etwas, ohne zu kauen oder ohne zu merken, dass es Gift ist. Vielleicht sollten wir uns mehr Gedanken darüber machen, was wir aufnehmen, es gar wieder ausspeien oder uns zumindest die Zeit nehmen es zu verdauen, egal, ob es sich um Nahrung, ein Gefühl, einen Gedanken oder etwas anderes handelt.

Bekommen Sie die richtigen Ressourcen, um Ihre Aufgaben erfüllen zu können? Sind Sie in der Lage, Ihre Ressourcen effizient zu nutzen? Welche Nahrung, Emotion oder Idee verdauen Sie gerade? Was ist für Sie schwer zu schlucken oder verursacht Ihnen Magenschmerzen (körperlich, emotional usw.) oder hindert Sie daran, im übertragenen oder im wörtlichen Sinn frei zu atmen?

Magen: 7-9 Uhr

Pectoralis major clavicularis: Vitamin-B-Komplex, B 2, B 3, HCl
Hals- und Nackenmuskeln: Vitamin B 2, B 3, B 6, Jod
Levator scapulae: Vitamin-B-Komplex
Brachioradialis: Vitamin-B-Komplex

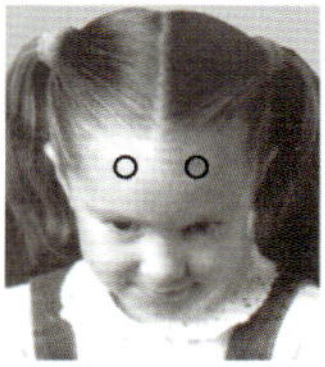

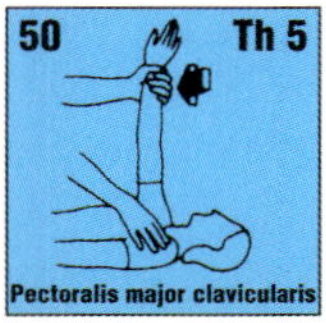

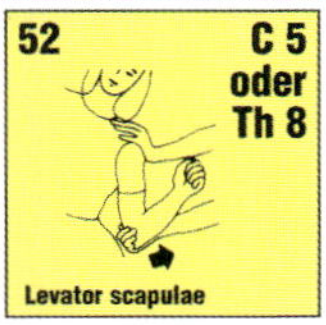

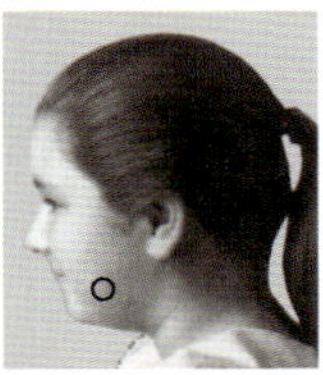

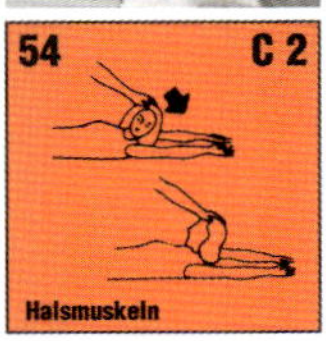

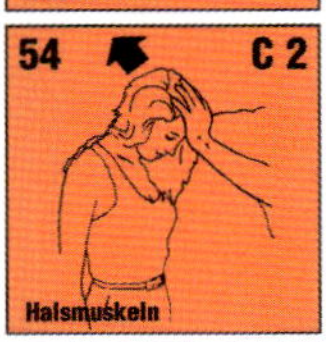

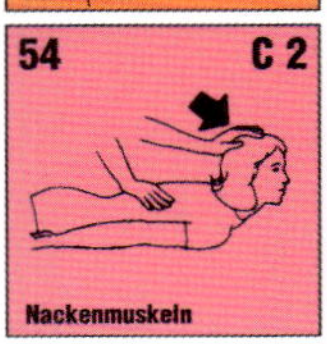

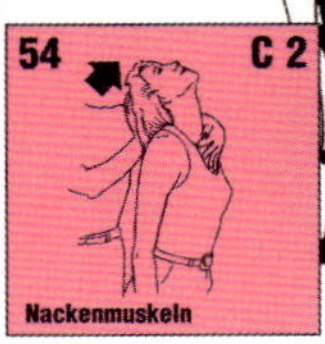

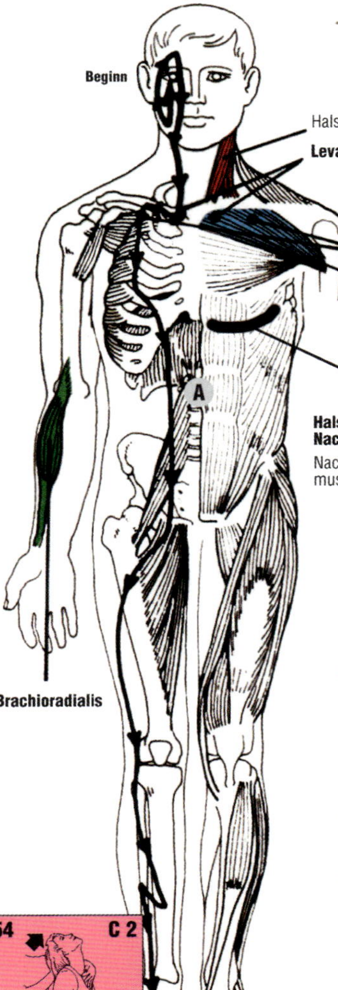

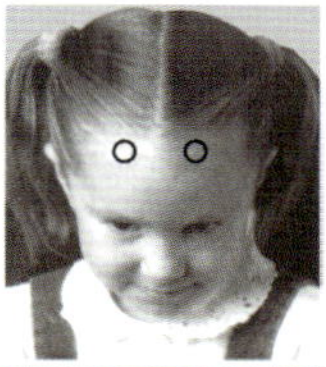

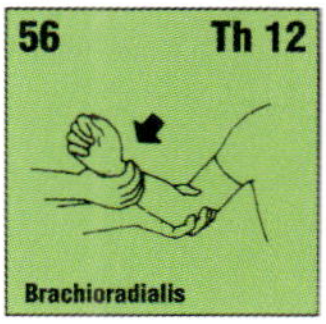

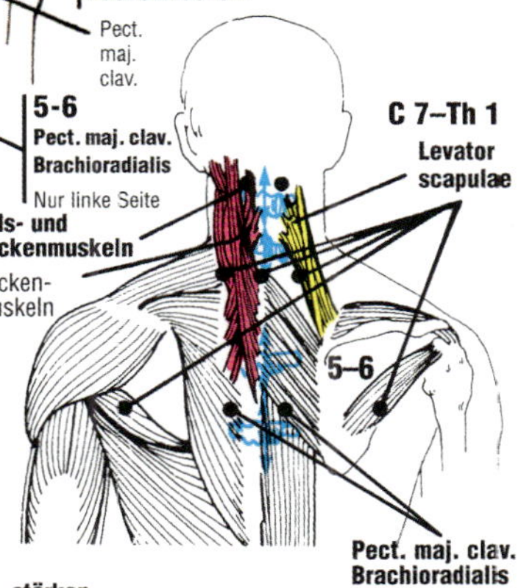

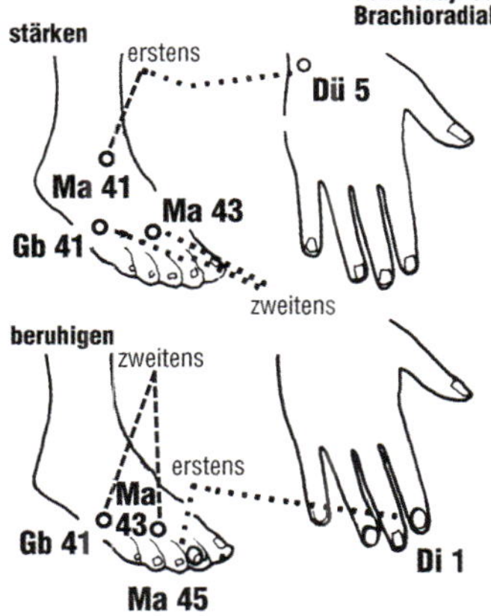

Die dem Magenmeridian zugeordneten Muskeln:

Der Pectoralis major clavicularis

Dieser Brustmuskel unterstützt die Beugung und Drehung des Arms an der Schulter. Zieht er sich zusammen, hebt und öffnet sich auch die Brust. Dieser Muskel ist ganz besonders mit der Maximalzeit des Magenmeridians (und der emotionalen Funktion) in Bezug auf die Verarbeitung und Verdauung aufgenommener Nahrung verbunden. Nach dem Zentral- und dem Gouverneursgefäß beginnen wir gerne mit der Balance des Magenmeridians, da die emotionale oder digestive Komponente sehr häufig ein entscheidender Bestandteil in unserer Zielbalance ist.

Spüren Sie hin, wie sich dieser Muskel oben an der Brust zwischen der Schulter und dem Gebiet unter dem Schlüsselbein zusammenzieht.

Test: Den Arm rechtwinklig zum Rumpf ausstrecken, die Handfläche zeigt nach außen und der Daumen in Richtung Füße. Druck übt man auf den Unterarm aus, um den Arm 45° nach unten und außen zu bringen.

Müssen Sie hinsichtlich Ihres Ziels Ihre Brust herausstrecken und mehr Stolz zeigen oder sind Sie zu stolz?

Der Levator scapulae

Dieser Muskel hat seinen Ursprung in den ersten vier Halswirbeln. Er ist wesentlich an der aufrechten und geraden Haltung des Kopfes beteiligt. Eine Blockade in diesen Muskeln kann dazu führen, dass der Kopf nach vorne fällt und/oder sich nach einer Seite dreht oder neigt.

Spüren Sie hin, wie sich dieser Muskel zwischen Ihrer Nackenmitte und der inneren oberen Seite des Schulterblatts in der Tiefe zusammenzieht.

Test: Der Ellenbogen liegt angewinkelt an der Hüfte; Druck übt man gegen die Innenseite des Oberarms aus, um den Arm von der Seite wegzuziehen.

Haben Sie Schwierigkeiten, Ihren Kopf im wörtlichen oder übertragenen Sinn gerade zu halten? Würden Sie sagen, dass Sie Ihre Nase zu weit oben tragen oder dass Sie Ihren Kopf nicht hoch halten können?

Die Hals- und Nackenmuskeln

Anmerkung: Am Hals und im Nacken gibt es so viele Muskeln, dass man ganz subtil vorgehen muss, wenn man versuchen will, jeden einzelnen Muskel zu isolieren, zu spüren und zu testen. Darin zeigt sich der Bezug der Hals- und Nackenmuskeln zum Magenmeridian, der mit Emotionen verbunden ist. Die Hals- und Nackenmuskeln sind alle beteiligt an den subtilen Veränderungen im Gesichtsausdruck, in denen sich die Emotionen zeigen. Beobachten Sie den wechselnden Gesichtsausdruck, wenn Sie die Hals- und Nackenmuskeln testen, und achten Sie darauf, welche Metaphern dem Klienten (oder falls selbst getestet: Ihnen) in den Sinn kommen.

Die Halsmuskeln

Diese Muskeln befinden sich vorn und seitlich am Hals/Nacken. Sie tragen dazu bei, dass der Kopf gerade gehalten wird und die Ohren und Schultern auf gleicher Höhe bleiben. Sie sind besonders empfindlich für Verletzungen durch Schleudertrauma. Außerdem stehen sie mit der Funktion der Nasennebenhöhlen in Verbindung, die für das Abfließen von Flüssigkeit aus dem Kopf und der Schädeldecke sowie für Immunreaktionen wichtig sind.

Spüren Sie hin, wie sich diese Muskeln vorn und an den vorderen Seiten Ihres Halses oder Nackens zusammenziehen, während Sie Ihren Kopf nach vorne bringen.

Test: Nehmen Sie den Kopf nach vorn, zwischen den Schulterblättern soll stabilisiert werden, wenn Sie stehen. Man übt Druck gegen die Stirn aus, um den Kopf zu strecken. Getestet wird außerdem noch mit jeweils 10° und 45° zu jeder Seite gedrehtem Kopf. Hier wird der Druck immer am höchsten Punkt der Stirn ausgeübt.

Anmerkung: Wenn jemandem der Test seiner Halsmuskeln unangenehm ist, verzichten Sie auf den Test, zeigen Sie aber die Reflexpunkte zur Korrektur und achten Sie darauf, ob nach der Bearbeitung der Reflexpunkte die Bewegung des Kopfes in seinem gesamten Bewegungsspektrum angenehmer ist.

Haben Sie Probleme damit, Ihren Kopf buchstäblich oder im übertragenen Sinn oben zu halten? Betrachten Sie Dinge aus waagerechter Sicht oder sind Sie nach einer Seite geneigt? Haben Sie im wörtlichen oder übertragenen Sinn Peitschenhiebe bekommen? Wie wirkt die Luft auf Sie? Ist sie im wörtlichen oder übertragenen Sinn verbraucht, muffig, frisch, übel- oder wohlriechend? Ist Ihr Kopf (Leben) im wörtlichen oder übertragenen Sinn verstopft oder spüren Sie, dass ständig frische Luft durchfließt und ihn klärt?

Die Nackenmuskeln

Diese Muskeln befinden sich hinten und seitlich am Nacken. Sie tragen dazu bei, dass der Kopf auf den Schultern gehalten wird. Sind sie „schwach", neigt der Kopf dazu, sich nach vorn zu strecken, wie bei einer Schildkröte, die den Kopf herausstreckt.

Spüren Sie hin, wie sich diese Muskeln hinten und an den hinteren Seiten Ihres Nackens zusammenziehen, wenn Sie den Kopf nach hinten bringen.

Test: Bringen Sie den Kopf nach hinten, oben an der Brust soll stabilisiert werden, wenn Sie stehen. Druck übt man auf den Hinterkopf aus, um ihn nach vorn zu schieben. Getestet wird auch mit dem nach beiden Seiten gedrehten Kopf.

Anmerkung: Wenn jemandem der Test seiner Nackenmuskeln unangenehm ist, verzichten Sie auf den Test, zeigen Sie aber die Reflexpunkte zur Korrektur und achten Sie darauf, ob nach der Bearbeitung der Reflexpunkte die Bewegung des Kopfes in seinem gesamten Bewegungsspektrum angenehmer ist.

Beobachten Sie Ihre Haltung. Strecken Sie im wörtlichen Sinn Ihren Hals heraus? Riskieren Sie im übertragenen Sinn zu viel oder sollten Sie mehr Chancen wahrnehmen?

Der Brachioradialis

Dieser Muskel beugt den Ellenbogen und trägt zur Drehung im Handgelenk bei. Wenn er „abgeschaltet“ ist, kann es Schwierigkeiten machen, den Arm zu heben und hinter den Rücken zu führen.

Spüren Sie hin, wie sich dieser kleine Muskel zwischen Ihrem Arm und Unterarm am Ellenbogen zusammenzieht, wenn Sie den Daumen auf die Schulter richten.

Test: Der Arm wird in einem Winkel von etwas mehr als 90° gebeugt, der Daumen weist zur Schulter. Am Ellenbogen stabilisieren. Druck übt man daumenseitig auf das Handgelenk aus, um den Arm zu strecken.

Können Sie hinter sich fassen, um wichtige Dinge zu erledigen? Können Sie sich am Rücken selbst kratzen oder gibt es Stellen, wo Sie auf andere angewiesen sind? Haben Sie das Gefühl, als drehe Ihnen jemand den Arm nach hinten, oder geht etwas hinter Ihrem Rücken vor sich, das Sie nicht „erwischen“ können? Sind Sie in Ihren Ansichten flexibel oder schauen Sie nur stur geradeaus und ignorieren Ihren blinden Fleck?

Der Milz-Pankreas-Meridian

Maximalzeit des Milz-Pankreas-Meridians: 9–11 Uhr

Energetisch gesehen wird das „Rohmaterial“, das der Magen aufnimmt, von der Milz sozusagen in nutzbare Substanzen umgewandelt und verteilt. Dies ist derjenige Schritt im Zyklus, wo Nützliches assimiliert und Toxisches, Schädliches erkannt und ausgesondert wird. Die Funktion der Milz besteht in erster Linie in immunologischen Vorgängen, sie reinigt das Blut, erhöht die Schlagkraft der weißen Blutkörperchen und baut beschädigte und abgestorbene rote Blutkörperchen ab. Auch die Funktion des Pankreas hat Bezug zum Milz-Pankreas-Meridian. Das Pankreas ist insbesondere für den Zuckerstoffwechsel und für die Verdauung im Allgemeinen zuständig. Seine Verdauungssäfte spalten die Nahrung in ihre einzelnen Bestandteile auf.

Belasten Sie sich mit toxischen Stoffen und überlasten Sie die Funktion des Entgiftungs- oder Immunsystems durch die Ernährung, mental, chemisch oder spirituell? Gibt es genug oder zu viel Süße in Ihrem Leben? Wie spalten Sie Probleme auf, so dass Sie sie verdauen können?

Die dem Milz-Pankreas-Meridian zugeordneten Muskeln:

Der Latissimus dorsi

Dieser Muskel erstreckt sich von der Hüfte zur Wirbelsäule und bis zur Schulter und ist an allen Armbewegungen auf der Körpervorderseite beteiligt. Wenn er aus dem Gleichgewicht ist, ist die Haltung von den Schultern bis zum Becken davon betroffen. Dieser Muskel ist ganz besonders mit der Funktion des Pankreas verbunden, der mit dem Zuckerstoffwechsel und der Verdauung im Allgemeinen zu tun hat. Bei der Verdauungsmetapher geht es darum, Dinge in Teile zu zerlegen, die man handhaben kann.

Spüren Sie hin, wie sich dieser Muskel am seitlichen Rücken zusammenzieht, wenn der Ellenbogen bei gestrecktem Arm und nach hinten weisendem Daumen eng an den Körper gehalten wird.

Milz-Pankreas: 9-11 Uhr

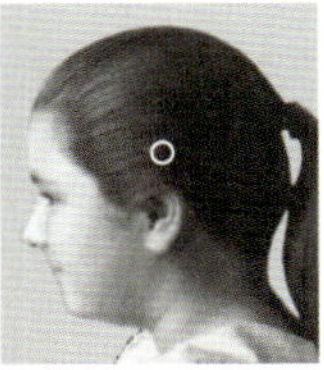

Latissimus dorsi: Vitamin A, F; HCl
Trizeps brachii: Vitamin A, F
Opponens pollicis: Calcium, Knochenextrakt, Vit. B 6, A
Unterer Trapezius: Vitamin B 2, C, F, Calcium
Mittlerer Trapezius: Vitamin C

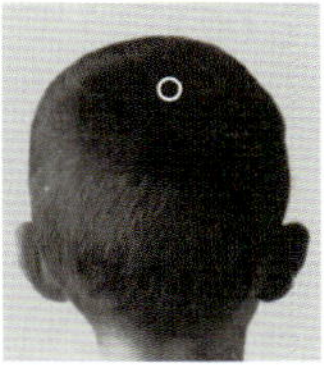

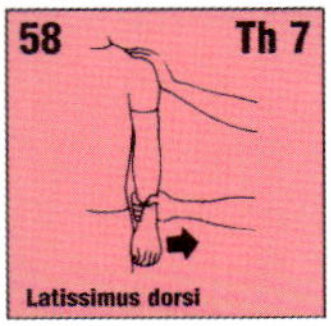

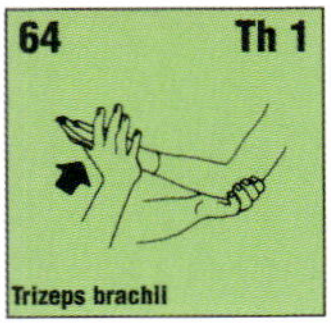

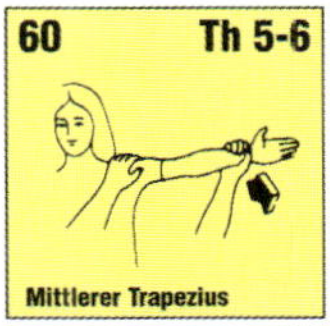

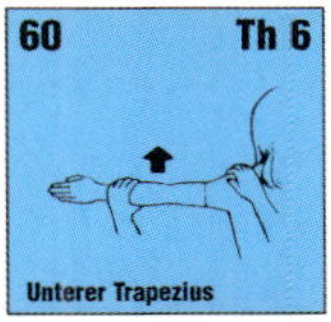

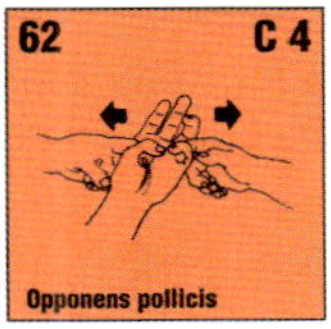

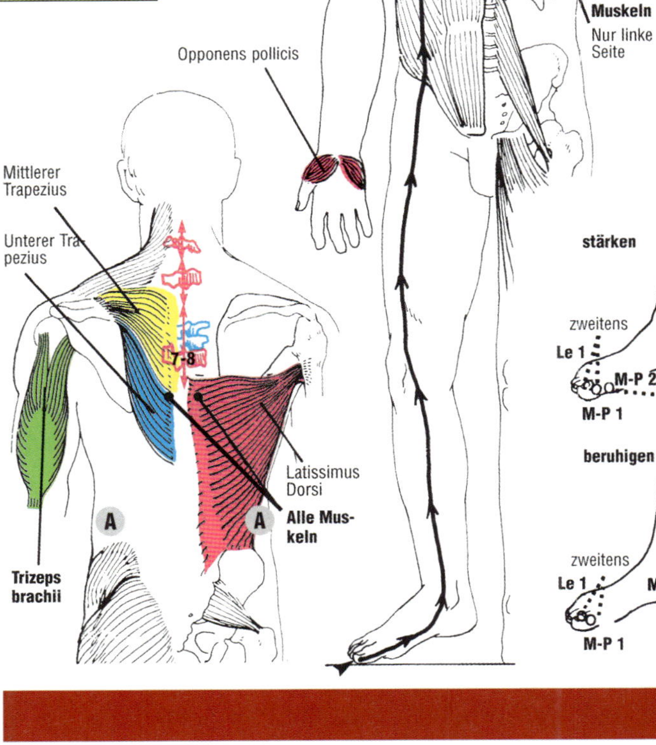

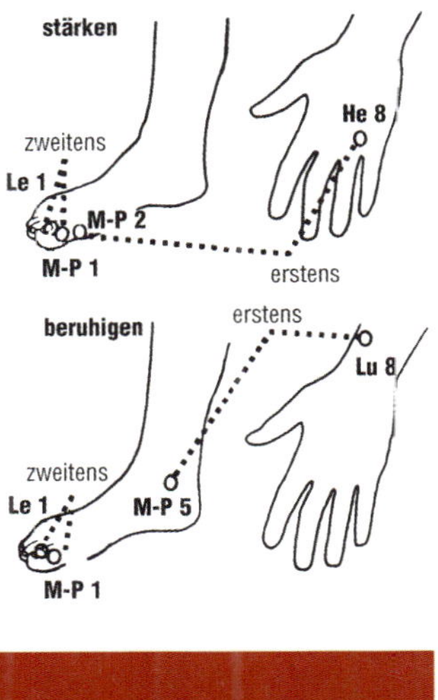

Test: Der gestreckte Arm wird parallel zum Körper gehalten, der Ellenbogen weist zum Körper, die Handfläche nach außen, der Daumen nach hinten. Vergewissern Sie sich, dass im Schultergürtel keine Spannung besteht. Man übt Druck auf den Unterarm aus, um den Arm leicht nach vorn und vom Körper weg zu ziehen.

Holen Sie weit aus oder stoßen Sie körperlich, geistig, emotional und/oder spirituell an Dinge an? Oder werden Sie an dem Versuch gehindert, Ihre Ziele mit großen Gesten zu erreichen? Nehmen Sie im wörtlichen oder übertragenen Sinn zu viel Süßes auf oder nicht genug? Wie gut können Sie Probleme in „mundgerechte Bissen" zerlegen?

Der mittlere Trapezius

Dies ist einer der Muskeln, die das Schulterblatt halten und drehen. Die Testbewegung geht von der Vorstellung aus, dass Sie Ihre Arme weit öffnen und so vieles wie möglich heranholen oder umarmen. Dieser Muskel ist ganz besonders mit der Maximalzeit des Milz-Pankreas-Meridians verbunden. Er hat Bezug zu immunologischen Funktionen und zur Reinigung des Blutes durch Erhöhung der Schlagkraft der weißen Blutkörperchen und Abbau von beschädigten und überalterten roten Blutkörperchen.

Spüren Sie hin, wie sich dieser Muskel zwischen dem hinteren Teil der Schulter und der Wirbelsäule von ihrer Mitte aus zum Nacken hin zusammenzieht, wenn Sie ihre Arme auf Schulterhöhe ganz zur Seite strecken und, mit den Handflächen nach vorne, in Richtung Wirbelsäule bringen.

Test: Der Arm wird zur Seite ausgestreckt, der Daumen zeigt zum Kopf. Druck wird nach vorne auf die Rückseite des Handgelenks ausgeübt, die Schulter wird unten gehalten.

Versuchen Sie zu vieles zu umarmen oder müssen Sie Ihre Arme weit öffnen, um Ihr ganzes Leben zu umarmen? Wie gut können Sie Ihr Tun „sauber" halten?

Der untere Trapezius

Dies ist auch einer der Muskeln, die das Schulterblatt halten und drehen. Die Testbewegung geht von der Vorstellung aus, dass Sie Ihre Arme über sich öffnen, um dort etwas zu fassen zu bekommen oder zu halten. Dieser Muskel ist ganz besonders mit der Maximalzeit des Milz-Pankreas-Meridians verbunden. Er hat Bezug zu immunologischen Funktionen und zur Reinigung des Blutes durch Erhöhung der Schlagkraft der weißen Blutkörperchen und Abbau von beschädigten und überalterten roten Blutkörperchen. Wie gut gelingt es Ihnen, Ihr Tun redlich („sauber") zu gestalten?

Spüren Sie hin, wie sich dieser Muskel zwischen der hinteren Schulter und der Wirbelsäule von ihrer Mitte aus bis in das Gebiet, wo die Krümmung des unteren Rückens beginnt, zusammenzieht, wenn Sie Ihre Arme ganz ausstrecken und nach hinten zur Wirbelsäule sowie leicht in Richtung der Füße (Handflächen zum Kopf zeigend) bringen.

Test: Der Arm wird seitlich ausgestreckt und die Handfläche zeigt zum Kopf. Druck wird auf das Handgelenk in Richtung Kopf ausgeübt.

Versuchen Sie, zu viel zu fassen zu bekommen oder zu halten, oder müssen Sie Ihre Arme weit öffnen, um den ganzen Himmel zu umarmen? Belasten Sie sich mit toxischen Stoffen und überlasten Sie die Funktion des Entgiftungs- oder Immunsystems durch die Ernährung, mental, chemisch oder spirituell?

Der Opponens pollicis

Dieser Test gibt uns einen Hinweis auf die aufeinander bezogenen Greiffunktionen des Kleinfingers und des gegenüberliegenden Daumens. Dieser Muskel ist ganz besonders mit der Funktion des Pankreas verbunden, mit dem Zuckerstoffwechsel und der Verdauung, deren Aufgabe darin besteht, Dinge in Teile zu zerlegen, die man handhaben kann, und Nützliches von Wertlosem zu trennen.

Spüren Sie hin, wie sich dieser Muskel an der zur Handfläche gelegenen Seite des Daumens zusammenzieht, während Sie Kleinfinger und Daumen zusammenhalten.

Test: Mit den Spitzen von Kleinfinger und Daumen wird ein Ring gebildet. Getestet wird durch Auseinanderziehen von Daumen und Kleinfinger. Es ist in Ordnung, wenn sie sich beim Testen ein wenig voneinander trennen. Überprüfen Sie, ob der Muskel dann sperrt. Wenn ja, kann der Muskel als „stark“ gelten.

Was müssen Sie in den Griff bekommen? Was halten Sie zu fest oder nicht fest genug? Woran halten Sie fest, was Sie eigentlich loslassen müssten? Nehmen Sie im wörtlichen oder übertragenen Sinn zu viel Süßes auf oder nicht genug? Wie gut können Sie Probleme in „mundgerechte Bissen“ zerlegen?

Der Trizeps brachii

Dieser Muskel auf der Rückseite des Arms ist ein Armstrecker und der Gegenspieler des Bizeps brachii. Die Testbewegung geht von der Vorstellung von Ausstrecken und Heranholen aus. Dieser Muskel ist ganz besonders mit der Funktion des Pankreas verbunden, der mit dem Zuckerstoffwechsel und der Verdauung im Allgemeinen zu tun hat. Bei der Verdauungsmetapher geht es darum, Dinge in Teile zu zerlegen, die man handhaben kann.

Spüren Sie hin, wie sich dieser Muskel auf der Rückseite des Arms zwischen Ellenbogen und Schulter zusammenzieht, wenn Sie Ihren Unterarm ausstrecken und am Ellenbogen gerade richten, wobei die Hand zum Gesicht zeigt.

Test: wird mit leicht gebeugtem Arm durchgeführt. Am Ellenbogen wird stabilisiert. Bei Kindern wird mit fast gestrecktem Arm begonnen.

Strecken Sie sich im wörtlichen oder übertragenen Sinn weit genug oder nicht weit genug aus? Sammeln Sie zu viel oder zu wenig? Nehmen Sie im wörtlichen oder übertragenen Sinn zu viel Süßes auf oder nicht genug? Wie gut können Sie Probleme in „mundgerechte Bissen“ zerlegen?

Das Element Feuer und seine Metaphern

Meridiane: Herz, Dünndarm, Kreislauf-Sexus und Dreifacher Erwärmer

Das Element Feuer kann durch das Bild der heißen, roten, Licht und Wärme spendenden Sonne dargestellt werden. Es ist mit der ganzen Hitze und den Leidenschaften des Lebens, insbesondere mit Begeisterung, Vitalität und „warmen Gefühlen" verbunden. Das Element Holz liefert den Brennstoff für das Feuer und das Element Erde wird aus der vom Feuer erzeugten Asche gebildet. Feuer kontrolliert das Element Metall. Feuer schmilzt, reinigt oder schmiedet es und gibt ihm Form und Stärke. Wasser kontrolliert Feuer durch Eindämmen oder Löschen.

Welche Bilder gehen Ihnen durch den Kopf, wenn Sie an Feuer denken, und was könnten diese in Ihrem Leben bedeuten? Haben Sie genug „Feuer in sich", genug Leidenschaft und Lebensenergie? Sind Sie zu leidenschaftlich, brennen Sie Ihre Energiereserven nieder und verbrennen Sie die Menschen um sich herum, oder sind Sie zu kalt und können nicht leidenschaftlich sein?

Die zum Element Feuer gehörende **Farbmetapher** ist **Rot**. Dies ist das Rot des Feuers, der brennenden Leidenschaften, der Brennstoffe, die in Energie verwandelt werden.

Was bedeutet die Farbe Rot in Ihrem Leben, bezogen auf Ihre derzeitigen Lebensziele? Gibt es *genug* Rot in Ihrem Leben oder *zu viel*?

Die **Jahreszeitmetapher** der Elements Feuer ist der **Sommer**. Der Sommer ist die wärmste Jahreszeit und die Zeit mit dem meisten Tageslicht. Man geht davon aus, dass dies der Zeitraum ist, in dem sich Kräfte bestens entwickeln oder reifen. Es kann auch Bezug bestehen zur Ferienzeit und zum Ausgelassensein oder zur frühen Ernte des schnell reifenden Getreides. Vielleicht führt die vermehrte Aktivität zu mehr Vitalität, mehr Fitness, größerer Muskelstärke und einem höheren Tonus.

Welche Bedeutung hat der Sommer in Ihrem Leben? Wofür könnte der Sommer in Bezug auf Ihr Ziel stehen? Sind Sie in der Lage, in der Sonne Freude zu empfinden und die Wärme und Aktivität des Sommers zu genießen, oder sind Sie lichtempfindlich, energiegeschwächt? Könnten Sie sich zu sehr verausgaben und durch das Licht und die Hitze der Sonne verbrannt werden?

Die **Klimametapher** für das Element Feuer ist die **Hitze**. Stellen Sie sich einen Ort oder eine Zeit mit vorwiegend heißem Klima vor. Wir können dabei an die Hitze des Sommers denken, die Hitze kann sich aber auch auf große Leidenschaften, hohen Druck oder Gefahr beziehen. Bei sehr großer Hitze müssen wir durch Wassertrinken einen Ausgleich schaffen und so müssen wir das Element Feuer mit dem Element Wasser ausgleichen.

Wofür könnte Hitze in Ihrem Leben stehen? Können Sie der Hitze in Ihrer Arbeit, Ihrem Familienleben, Ihrem Umfeld usw. standhalten oder sind Stress und Druck übermächtig? Gleichen Sie Druck und Krisen mit entsprechenden Gegenmaßnahmen aus? Sind Sie zu leidenschaftlich, geben Sie sich zu entspannt oder brennen Sie aus?

Zum Element Feuer gehört der **Geruch** von Versengtem oder **Verbranntem**. Dieser Geruch passt zu einem oberflächlichen Brand oder zum Ausdörren. Das könnte buchstäblich ein Verdorren durch die heiße Sonne oder anderes trockenes (Wetter bedeuten oder eher bildhaft ein „Spiel mit dem Feuer“, bei dem man Risiken eingeht und gefährliche Situationen mit minimalen Folgen übersteht. Verbrennen oder Versengen kann sich aber auch auf scharfe Kritik, beißenden Spott oder ein Stigma beziehen.

Welche Vorstellung verbinden Sie mit dem Geruch von Verbranntem oder Versengtem? Haben Sie im wörtlichen Sinn Verbrennungen von Feuer davongetragen oder wurden Sie durch traumatische Erfahrungen, durch Gefühlsausbrüche, Forderungen oder Kritik von anderen „angesengt" (verletzt)? Müssen Sie immer ein gewisses Risiko eingehen, selbst auf die Gefahr hin, sich ein wenig (die Finger) zu verbrennen?

Zum Element Feuer gehört die **Geschmacksrichtung „bitter"**. Viele Gifte schmecken bitter und können uns dadurch warnen. Viele natürliche Elixiere haben einen bitteren Geschmack. Wir benutzen bitter auch als Metapher für nagende Reue oder ein Gefühl von Ungerechtigkeit oder Widerlichkeit.

Was fällt Ihnen zur Geschmacksrichtung „bitter" ein? Nagt etwas an Ihnen, das Sie verbittert? Was vergiftet Sie oder gibt Ihren Freuden einen bitteren Beigeschmack? Sind Sie überreizt, aufs äußerste angespannt, ständig unter Adrenalin, jederzeit auf Kampf oder Flucht vorbereitet, oder brauchen Sie ein wenig Anregung in Ihrem Leben, damit sich etwas rührt bei Ihnen?

Zum Element Feuer gehört die **Emotion Freude**. Sie kann sich als begeistertes, lebhaftes, dem Leben Spaß abgewinnendes Vergnügen darstellen oder als Lebenszufriedenheit mit einem Gefühl von Frieden und Wohlbehagen. Das Element Feuer gehört aber auch zu allen leidenschaftlichen Emotionen, insbesondere zur Liebe. Daran muss man denken, wenn man nicht glücklich ist, sich antriebslos, schwermütig oder niedergeschlagen fühlt. Zum Element Feuer gehören vier Meridiane, zu den anderen Elementen jedoch nur zwei. Daraus könnte man folgern, dass es zwar wichtig ist, sich auf alle anderen Emotionen einzulassen, dass wir aber im Vergleich zu diesen mindestens die doppelte Menge Liebe und Freude brauchen. Wenn wir jedoch überdreht oder zu lustig sind und uns über Umstände hinwegsetzen, die eine andere Haltung als „fröhliche Unbekümmertheit" erfordern, kann das zu einem Problem werden.

Welchen Stellenwert hat Freude in Ihrem Leben und in welchem Bezug steht sie zu Ihren Zielen? Brauchen Sie mehr Liebe und Freude in Ihrem Leben, oder verbergen Sie Schmerz hinter einem überdrehten Gehabe, das jeden Bezug zur Realität verloren hat? Sind Sie von Drogen und Medikamenten oder anderem abhängig, damit Sie in Stimmung kommen und sich vergnügen können, oder können Sie Zufriedenheit in sich selbst finden?

Der **stimmliche Ausdruck** des Elements Feuer ist das **Lachen**. Dieser Klang wird durch das rhythmische Ausatmen im Geiste des Frohsinns, der Freude oder des Vergnügens erzeugt. Lachen/Gelächter kann auch mit Triumph, Spott oder Hohn usw. verbunden sein. Lachen kann eine der heilsamsten Ausdrucksformen sein, doch dazu werden wir uns wohl erst noch von den damit verbundenen negativen Assoziationen (wie „nur Narren lachen") oder von traumatischen Erfahrungen, die wir als Zielscheibe höhnischen Gelächters gemacht haben, befreien müssen. Wir lachen auch mitunter bei ungewöhnlichen Gelegenheiten: wenn wir nervös, ängstlich, bekümmert oder verzweifelt sind. Wenn wir darauf achten, was hinter dem Lachen steckt, können wir etwas Wichtiges zu unserer Heilung beitragen.

Welche Rolle spielt das Lachen in Ihrem Leben in Bezug auf Ihr Ziel? Brauchen Sie mehr Frohsinn und Lachen in Ihrem Leben oder vermeiden Sie Erfahrungen mit anderen Emotionen, indem Sie sie einfach „weglachen"? Brauchen Sie etwas, worüber Sie lachen dürfen, oder haben Sie in einem unpassenden Augenblick gelacht? Hat man Sie zum Besten gehabt, ausgelacht, verspottet oder verhöhnt?

Das Element Feuer, heißt es, stärke die **Arterien**. Sie schicken unseren „Lebenssaft" durch den Körper, der ihm Nahrung und Energie liefert. Dabei könnte es ganz wörtlich um einen Bezug zum Kreislauf, zur Funktion des Immunsystems und der Aufrechterhaltung der Körpertemperatur gehen. Es kann sich aber auch im übertragenen Sinn um unsere „Versorgungsleitungen" für wichtiges Material handeln

(Brennstoff zum Heizen und Kochen, Nahrungsvorräte und alle der Lebenserhaltung dienenden Dinge).

> Was symbolisieren die Arterien oder Versorgungsleitungen in Bezug auf Ihr Ziel? Fließen Ihnen stetig Brennstoff und Vorräte zu, die Sie zur Aufrechterhaltung Ihrer mentalen, emotionalen, spirituellen und körperlichen Vitalität brauchen? Können Sie Ihre Ressourcen so verteilen, dass alle Lebensbereiche erfasst werden, oder werden einige Lebensgebiete schlecht versorgt und kühlen ab?

Die Metapher für **persönliche Stärke** beim Element Feuer ist **Reife**. Reifen heißt, seine volle Größe erreichen, mündig werden und nach eigenem Gutdünken handeln. Reife ist dadurch gekennzeichnet, dass man seine Fähigkeiten wertschätzt und nutzt und um seine Begrenzungen weiß. Reif ist man dann, wenn man verantwortlich handeln kann, ohne sich darüber Gedanken zu machen, ob das Verhalten „erwachsen" erscheint. Sind wir frühreif, mögen wir erwachsen scheinen, ohne dass wir verantwortlich handeln können, oder wir haben vielleicht ein Wissen und eine Erfahrung, die unserer Reife voraus sind.

> Was bedeutet Reife in Ihrem Leben oder in Bezug auf Ihre Ziele? Sind Sie mit Ihren Begrenzungen im Reinen und können Sie Ihre Fähigkeiten voll ausschöpfen? Sind Sie übertrieben launenhaft oder handeln Sie immer kongruent und erwachsen und erleben nie das kindliche Wunder und die Freude im Leben?

Die **Glaube/Weltsicht-Metapher** des Elements Feuer bezieht sich auf die Kindheit, die „Schuljahre". Diese Phase ist charakterisiert durch das Modell der mechanistischen, zirkulären Kausalität, gemäß dem das lineare Denken alle Wirkungen als direkt auf die vorangehenden Ursachen bezogen betrachtet. Der Glaube ist hier: „Man muss nur genau genug hinsehen und man wird die einfache Ursache für jede Wirkung finden." Man wird den bestimmten Keim, das Virus oder das Gen finden, die die jeweilige Wirkung hervorrufen (Krankheit als für sich existierendes „Wesen“, das sozusagen getötet werden kann). Es ist ein kriegerisches Modell, in dem es die Guten und die Bösen gibt und Kämpfen der beste Weg ist, sein Ziel zu erreichen. Es wird auch **das „wörtliche“ oder mythische Stadium** genannt. In diesem Stadium nehmen wir moralische Regeln und Einstellungen wörtlich und geben nur *einer* Bedeutung den Vorzug, wobei sich die Tatsache von der Phantasie unterscheidet und höherwertig ist. Der Fokus ist auf Wiederholbarkeit und eine Tendenz zum Perfektionismus gerichtet.

Was bedeutet wörtlicher oder mythischer Glaube für Sie? Werden Sie durch eine engstirnige, wörtliche Interpretation von Regeln, Moral oder Glaubensmustern *eingeengt* oder nützt es Ihnen, sich der Konventionen bewusst zu sein und nicht das Rad immer wieder neu erfinden zu müssen oder es allein antreiben zu müssen? Erwarten Sie exakte Wiederholbarkeit im Umgang mit anderen?

Beachten Sie bitte: Die Meridiane Kreislauf-Sexus und Dreifacher Erwärmer gehören auch zum Element Feuer, folgen im Meridianrad jedoch dem Nierenmeridian. Soweit es um die Metaphern für diese Meridiane geht, finden Sie sie – ebenso wie diejenigen für Herz und Dünndarm – hier unter dem Element Feuer.

Der Herzmeridian

Maximalzeit des Herzmeridians: 11–13 Uhr

Zur Herzfunktion gehört das Zirkulieren des Blutes sowie die „elektrische Kommunikation“ mit allen anderen Zellen. Das Herz kommuniziert ständig mit allen Organen und Muskeln, um in jedem Augenblick den Bedarf an Blut bzw. Sauerstoff zu bestimmen. Die elektrischen Botschaften, die vom Herzen aus im gesamten Körper verbreitet werden, sind um 5000 Mal stärker als die des Gehirns. Im chinesischen Menschenbild ist das Herz auch eng mit geistigen Prozessen verbunden, während die traditionelle westliche Metapher für das Herz die eines emotionalen Zentrums und des Zentrums für Weisheit ist. In der chinesischen Medizin wird das Herz der „Souverän“ genannt, der Handlungen mit klarer Einsicht leitet.

Wie ist es im wörtlichen oder übertragenen Sinn um das Zirkulieren und die Kommunikation innerhalb Ihrer Gesamtpersönlichkeit oder in Ihren täglichen Aktivitäten bestellt? Was fühlen Sie im Herzen, was im Kopf? Gibt es einen Konflikt zwischen Ihrem logischen Denken, der Intuition, der Weisheit und den Gefühlen? Wie gehen Sie mit Botschaften über Ihr Leben um, die Sie an sich selbst und andere senden oder von sich selbst und anderen empfangen?

Der dem Herzmeridian zugeordnete Muskel:

Der Subscapularis

Dieser Muskel sorgt für die Fixierung des Schulterblatts. Er ist auf der dem Körper zugewandten Seite des Schulterblattes verborgen, es kann ihn also niemand sehen oder tasten, man kann nur sekundär auf ihn zurückschließen. Dieser Muskel ist auf besondere Weise mit der Funktion des Herzmeridians verbunden, zu der die Blutzirkulation und die elektrische Kommunikation gehört, steht aber auch für die traditionelle Metapher des Herzens als emotionales Zentrum.

Spüren Sie hin, wie sich der Muskel unter dem Schulterblatt zusammenzieht, wenn der Arm seitlich in einer Geraden mit der

Herz: 11-13 Uhr

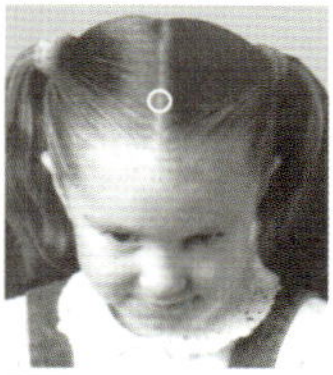

Vitamin-B-Komplex,
B 2, E, Calcium

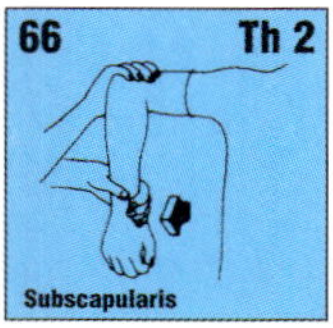

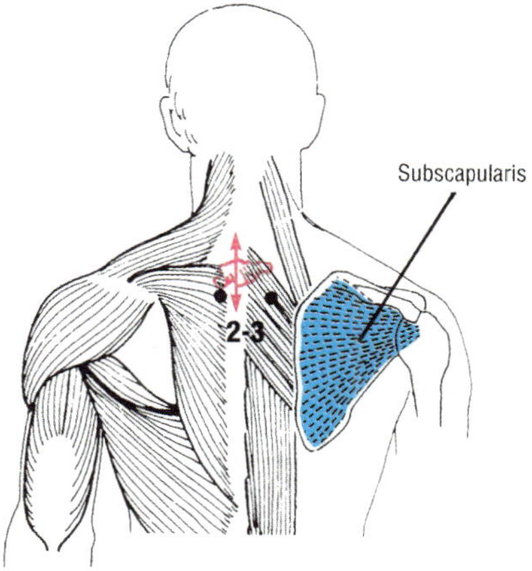

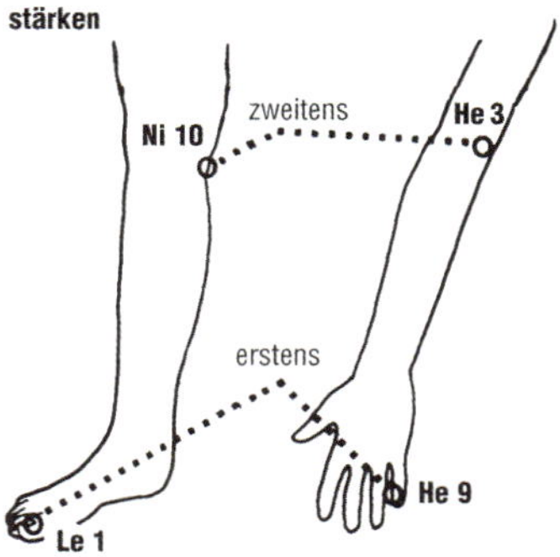

Zur Beruhigung des Herzmeridians wird der Dünndarmmeridian gestärkt.

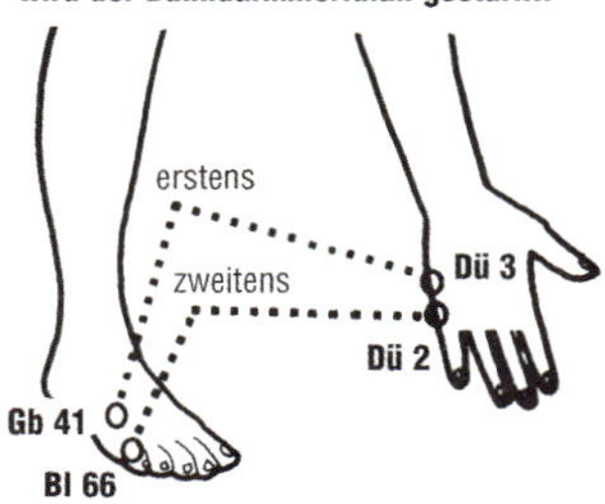

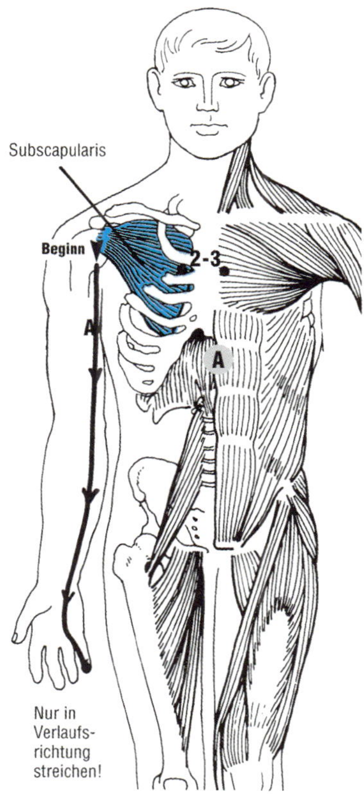

Schulter ausgestreckt und der Unterarm rechtwinklig nach unten fallen gelassen und nach hinten gezogen wird, damit die Kontraktion des Muskels fühlbar wird. Das geht auch, wenn man den Handrücken hinter den Rücken führt und gegen den Körper presst; so kann man die Kontraktion des Muskels unter dem Schulterblatt spüren.

Test: Strecken Sie den Arm seitlich in einer Gerade mit der Schulter aus, der Ellenbogen wird 90° abgewinkelt, die Hand zeigt zu den Füßen. Stabilisieren Sie den Arm am gleichseitigen Ellenbogen. Druck übt man am Unterarm aus, um ihn nach vorne zu ziehen.

Was verstecken oder behalten Sie für sich? Gibt es etwas, das Sie aufdecken müssen? Was fühlen Sie im Herzen, was im Kopf? Wie gut können Sie Botschaften über Ihr Leben an sich selbst und andere senden oder von sich selbst und anderen empfangen? Wie ist es im wörtlichen oder übertragenen Sinn um das Zirkulieren und die Kommunikation innerhalb Ihrer Persönlichkeit oder in Ihren täglichen Aktivitäten bestellt?

Der Dünndarmmeridian

Maximalzeit des Dünndarmmeridians: 13–15 Uhr

Die Hauptfunktion des Dünndarms besteht in der Absorption von Nährstoffen und der Ausscheidung von Abfall. Diese Funktionen finden sowohl auf der Ebene der Zellen als auch in der Gesamtpersönlichkeit statt. Es handelt sich dabei um die Assimilation von Einflüssen und Stoffen von außerhalb der Seele. Der Dünndarm erreicht eine Länge von mehr als 7 Metern und hat drei Hauptteile, das Duodenum, das Jejunum und das Ileum. In seinem Verlauf werden der verflüssigten Nahrung verschiedene Sekrete als Verdauungshilfen aus anderen Organen zugeführt. Der Dünndarm beinhaltet eine große Menge Bakterien, die ebenfalls die ankommende Nahrung abbauen und absorptionsfähig machen.

Haben Sie im buchstäblichen oder übertragenen Sinn Schwierigkeiten, Dinge in Ihrem Leben zu verdauen oder zu absorbieren, die als nahrhaft gelten? Was können Sie (im buchstäblichen oder übertragenen Sinn) nur schwer absorbieren, was macht Ihnen Magenschmerzen (körperlich, emotional usw.) oder hemmt das freie Atmen?

Die dem Dünndarmmeridian zugeordneten Muskeln:

Der Quadrizeps

Dieser Muskel streckt das Knie und beugt den Oberschenkel. Schwäche wird sichtbar, wenn es Probleme beim Treppensteigen oder Aufstehen aus einer sitzenden Position gibt. Knieschmerzen haben oft mit Schwäche in diesem Muskel zu tun. Dieser Muskel ist auch mit der Funktion von Jejunum und Ileum verbunden, die etwa zwei Drittel des Dünndarms ausmachen, und eine Schwäche in diesem Muskel kann mit Verdauungsproblemen einhergehen.

Spüren Sie diesen Muskel auf Ihrem Oberschenkel, wenn sie ihn in der Hüfte beugen, als würden Sie einen Schritt nach oben machen, wobei Ihr Fuß nach vorne geht und vor Ihrem Knie ist.

Dünndarm: 13-15 Uhr

Quadrizeps femoris: Vitamin-B-Komplex, D
Abdominalmuskeln: Vitamin E

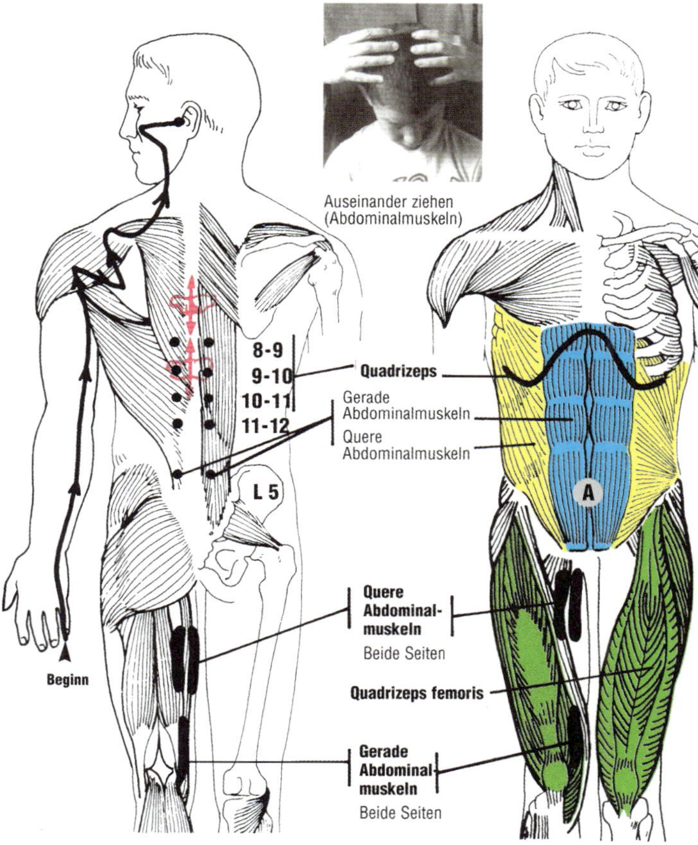

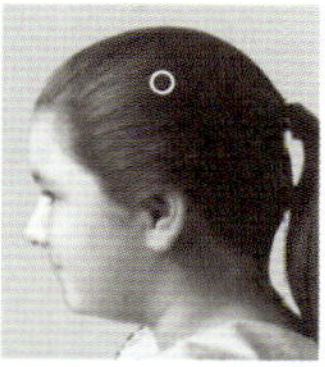

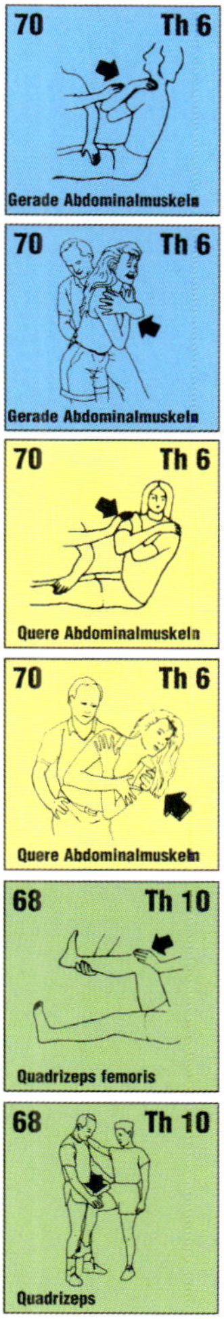

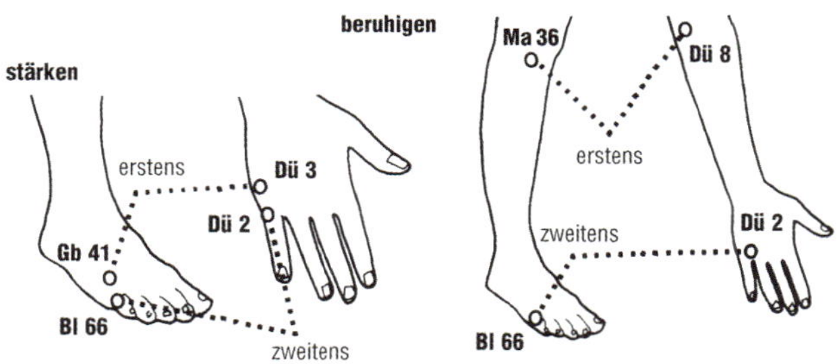

Test: Der Oberschenkel wird leicht stumpfwinklig zum Oberkörper gehalten, das Knie ist gebeugt, der Fuß vor dem Knie. Man übt in Knienähe und am Unterschenkel Druck aus, um das Bein nach unten in Richtung Streckung zu drücken. Der Oberschenkel darf sich nicht verdrehen, damit der Tensor fasciae latae nicht ins Spiel gebracht wird.

Wo sollten Sie einen Schritt zulegen oder wo machen Sie zu große Schritte? Was in Ihrem Leben ist mit Treppensteigen oder Bergsteigen zu vergleichen? Haben Sie im wörtlichen oder übertragenen Sinn Schwierigkeiten, Dinge in Ihrem Leben zu verdauen oder zu absorbieren, die als nahrhaft gelten?

Die Bauchmuskeln (Abdominalmuskeln)

Diese Muskeln haben Bezug zur Haltung und spielen eine sehr wichtige Rolle bei der Erhaltung einer ausgeglichenen Wirbelsäule. Sind diese Muskeln aus dem Gleichgewicht, kann es zu Rücken- und Nackenschmerzen kommen. Die Abdominalmuskeln arbeiten immer gemeinsam, sie sind dünne Schichten, die das Drehen und Wenden ermöglichen und dafür sorgen, dass die Bauchorgane immer in der besten Position liegen, um voll funktionsfähig zu sein. Diese Muskeln müssen trainiert werden. Eine der besten Übungen ist es, weit ausschreitend spazieren zu gehen. In der Erholung von den Haltungsveränderungen durch eine Schwangerschaft erzielt man bessere Ergebnisse, wenn man diese Muskeln stärkt und sie in mindestens zwanzigminütige tägliche Übungen mit einbezieht. Diese Muskeln stehen auch mit dem Duodenum in Verbindung, dem ersten Drittel des Dünndarms. Im Zusammenhang mit „Magenschmerzen“, Verdauungsproblemen und Atemschwierigkeiten sind sie meist schwach.

Spüren Sie diese Muskeln zwischen Ihren untersten Rippen, dem Brustbein und dem Schambein, während Sie in der Hocke sitzen, mit ihren Füßen so dicht wie möglich am Gesäß, und sich auf der Höhe des Kinns zurücklehnen. Die schrägen und die quer verlaufenden Bauchmuskeln spürt man am besten, wenn man sich aus dieser Position nach links und nach rechts dreht.

Rectus-abdominis-Test (Test des geraden Bauchmuskels): *Im Sitzen* werden die Beine angewinkelt, Knie zusammen, die Arme werden gekreuzt, sodass die Hände auf der jeweils gegenüberliegenden Schulter liegen, der Oberkörper muss gerade und nach hinten geneigt sein (ca. 45°), das Kinn wird leicht angehoben. Druck wird auf das Armkreuz nach hinten ausgeübt. Der Tester stabilisiert beim Testen die Oberschenkel in Kniehöhe mit seinem Unterarm.

Im Stehen: Die Arme werden wie beim Testen im Sitzen gekreuzt und die Hände auf die gegenüberliegende Schulter gelegt. Bitten Sie die Testperson, den Oberkörper nach vorne zu bringen, ohne die Nackenmuskeln zu beugen. Stabilisieren Sie das Kreuzbein mit festem Griff. Druck wird auf die Arme ausgeübt, an der Mittellinie, so dass sie gerade nach hinten gedrückt werden.

Test der schrägen und queren Bauchmuskeln: *Im Sitzen* werden die Beine angewinkelt, Knie zusammen, die Fersen zeigen zum Gesäß, die Arme werden gekreuzt, sodass die Hände auf der jeweils gegenüberliegenden Schulter liegen, und der Oberkörper wird um etwa 25° zur Seite gedreht und um 45° nach hinten geneigt, das Kinn wird leicht angehoben. Knie stabilisieren. Der Druck wird in zwei Richtungen ausgeübt: erstens um den Oberkörper geradezurichten und zweitens diagonal von der nach vorne weisenden Schulter aus. *Im Stehen* bringt die Testperson den Oberkörper nach vorne und dreht ihn um etwa 25° zur Seite, das Kinn wird nicht angehoben, die Arme werden wie im Sitzen gekreuzt. Der Tester stabilisiert das Kreuzbein mit festem Griff. Drücken Sie zuerst, um den Körper gerade auszurichten, und dann gegen die Schulter.

Was tun Sie, im wörtlichen und im übertragenen Sinn, dass Sie die für Sie am besten passende Haltung nicht bewahren können? Wie ist Ihre Einstellung zum Leben im Allgemeinen, ausgeglichen oder nicht? Haben Sie das Gefühl, dass Sie täglich im Leben ein Stück weiter gehen? Was können Sie im wörtlichen oder übertragenen Sinn nur schwer absorbieren, was macht Ihnen Magenschmerzen (körperlich, emotional usw.) oder hemmt das freie Atmen?

Das Element Wasser und seine Metaphern

Meridiane: Blasen- und Nierenmeridian

Das Element Wasser wird durch die Wasser der Ozeane, Meere, Seen und Flüsse symbolisch dargestellt. Es heißt, das Element Metall erschaffe das Wasser, was wir uns so vorstellen könnten, dass das Wasser auf einer kalten metallischen Oberfläche kondensiert oder aus denselben Erdentiefen hervorsprudelt, in denen die Metalle und Salze verdichtet sind. Wasser wird von der Erde kontrolliert, sie enthält und formt es, und das Wasser kontrolliert seinerseits das Feuer, indem es dieses löscht. Wasser ist sehr geheimnisvoll und kann viele Formen annehmen. Es ist ein Symbol des Unbewussten, unserer Träume, unserer Emotionen, dessen, was wir nicht verstehen, und dessen, was wir fürchten. Es ist aber auch von wesentlicher Bedeutung für den reibungslosen Ablauf unseres täglichen Lebens.

Was symbolisiert Wasser für Sie in Ihrem Leben oder im Zusammenhang mit Ihren Zielen? Gibt es da zu viel Geheimnisvolles, Angst und Risiko, oder müssen Sie Ihre Ängste überwinden und ein wenig Ungewissheit zulassen, um Ihre Träume wahr zu machen?

Die **Farbe** des Elements Wasser ist **Blau**. Wir können uns im Wasser einen blauen Farbton vorstellen.

Welche Bedeutung hat Blau in Ihrem Leben oder in Bezug auf Ihre derzeitigen Ziele?

Die **Jahreszeit** des Elements Wasser ist der **Winter**. Wir können uns eine Zeit der Winterruhe oder der Öde vorstellen. Man kann den Winter aber auch als eine Zeit der Erneuerung, Instandsetzung und Vorbereitung auf die kommende Zeit des Pflanzens und Neubeginnens betrachten. Es ist eine Zeit verminderter Aktivität, in der vermehrt auf Ruhe und Innenschau geachtet wird.

Was bedeutet Winter in Ihrem Leben oder in Bezug auf Ihre Ziele? Überspielen Sie die notwendige Konzentration auf ruhige Betrachtung oder Planung durch zu viel Aktivität? Fühlen Sie sich in der Kälte stehen gelassen oder haben Sie ein warmes Plätzchen, wo Sie sich sicher und geborgen fühlen können?

Die **Klimametapher** für das Element Wasser ist **Kälte**. Wir können uns dazu das kalte Winterwetter vorstellen oder einen „kalten", gefühllosen, emotionslosen Menschen, der keine persönliche Wärme ausstrahlt.

Was symbolisiert Kälte in Ihrem Leben oder im Zusammenhang mit Ihrem Ziel? Sind Sie durch eine gefühllose Umgebung abgestumpft oder müssen Sie Ihre Begeisterung „abkühlen", um Ihre Ziele in Ruhe erreichen zu können?

Wasser

Die **Geruchsmetapher** des Elements Wasser ist „**verwesend, faulig**". Stellen Sie sich verwesendes Fleisch vor, das einen solch strengen Geruch hat. Vielleicht ist etwas in Ihrem Leben gestorben und muss begraben werden. Vielleicht gibt es aber auch Zersetzung oder Verderbtheit, die nicht zu dulden ist oder gar tödlich sein kann.

Was zeigt ein fauliger oder abgestandener Geruch in Bezug auf Ihr Leben oder in Bezug auf Ihr Ziel an? Was ist gestorben und muss begraben werden? Was ist ganz und gar verdorben, in widerwärtiger oder ekelhafter Weise unangenehm?

Die **Geschmacksmetapher** des Elements Wasser ist „**salzig**". Der Salzgehalt des Blutplasmas ist fast derselbe wie der des Meerwassers und doch können wir Meerwasser nicht trinken und müssen auf unsere Salzzufuhr achten. Salz ist ein Geschmacksverstärker, aber auch ein Konservierungsmittel, das insbesondere Fleisch vor dem Verderben bewahrt (Einpökeln). Wenn eine Information nicht ganz zuverlässig ist, sagt man manchmal: „... cum grano salis" (das heißt: man sollte sie nicht so genau nehmen).

Welche Bedeutung hat salziger Geschmack in Ihrem Leben oder in Bezug auf Ihr Ziel? Was in Ihrem Leben muss in materieller, spiritueller, intellektueller Hinsicht konserviert werden? Was „braucht ein wenig Salz" oder muss „cum grano salis" genommen werden?

Die zum Element Wasser gehörige **Emotion** ist **Angst (Sorge, Ehrfurcht)**. Wir können uns hier die gewaltigen, unbekannten Tiefen des Meeres oder die tiefen Ängste in unserem Unbewussten und in unseren Träumen vorstellen.

Welche Ängste haben Sie hinsichtlich Ihrer Lebensziele? Gibt es da zu viel Geheimnisvolles, zu viel Angst und Risiko, oder müssen Sie Ihre Ängste überwinden und eine gewisse Unsicherheit zulassen, um sich Ihre Träume zu erfüllen? Gelingt es Ihnen, die Angst vor dem Risiko, das möglicherweise zu großartigen Ergebnissen führen kann, in Ehrfurcht und Begeisterung umzuwandeln? Machen Sie sich *zu viele* Sorgen oder müssen Sie *mehr* auf die Gefahren in Ihrem Leben achten?

Die Metapher für **stimmlichen Ausdruck** beim Element Wasser ist das **Stöhnen**. Stellen Sie sich einen tiefen, unartikulierten Laut vor, der Angst, Schmerz, Mitgefühl, Wut, Abneigung, ja selbst Freude oder Vergnügen ausdrückt. Zum Stöhnen können tiefes Seufzen, Wehklagen, Brummen, Wimmern usw. gehören.

Worüber müssen Sie stöhnen? Oder stöhnen Sie oder beklagen Sie sich zu sehr? Welche Art von Stöhnen würde Ihrem Lebensgefühl am meisten entsprechen? Auf welche Weise stöhnen Sie, während Sie auf Ihr Ziel hinarbeiten? In welcher Weise werden Sie stöhnen, wenn Sie Ihr Ziel erreichen?

Es heißt, das Element Wasser stärke die **Knochen**. Die Knochen bilden die Struktur, die es uns ermöglicht, unsere Muskelbewegungen mit großer Präzision auszuführen. Sie schützen aber auch einige unserer lebenswichtigen Organe, wie Gehirn, Herz und Lungen. Die Knochen wirken wie ein hydraulisches System, das an Stärke zunimmt, wenn der Druck höher wird, und das elastischer wird, sobald er nachlässt. Von tiefen Emotionen oder einer starken Intuition sagen wir manchmal, das wir sie „in den Knochen" spüren. Die Knochen zersetzen sich am langsamsten.

Was sagen Ihnen Ihre Knochen über Ihr Leben und Ihre gegenwärtigen Ziele? Können Sie unbeugsam sein, wenn es nötig ist, und flexibel, wenn es angebracht ist? Haben Sie irgendwelche „Leichen im Keller"?

Die Metapher für **persönliche Stärke** beim Element Wasser ist das **Betonen**. Stellen Sie sich vor, Sie haben Ihre Anstrengungen und Aktivitäten auf ein optimales Funktionsniveau reduziert. Legen Sie nun gedanklich die Betonung, den Hauptakzent auf denjenigen Aspekt in Ihrem Leben, der am besten veranschaulicht, wer Sie sind und was Ihr Ziel ist.

Welchen speziellen Aspekt in Ihrem Leben müssen Sie betonen, um Ihr Ziel zu erreichen? Was betonen Sie zu stark, so dass es das Fließen Ihrer Energie stört? Vernachlässigen Sie wissentlich etwas, das Sie beim Erreichen Ihres Ziels unterstützen würde?

Die **Glaube/Weltsicht-Metapher** des Elements Wasser hat zu tun mit später Reife und Tod. Die charakteristische Weltsicht ist die der integrativen Vielgestaltigkeit. Dazu gehört, dass wir ein erreichtes Ziel schließlich in unser Leben integrieren und das alte Leben aufgeben, das sich aufgrund veränderter Umstände verändert hat. Dies ist die Phase der **Reintegration eines allumfassenden Glaubens**. In dieser Phase verhelfen wir allen nicht entwickelten, nicht beachteten, vermiedenen oder verleugneten Aspekten unseres Seins wieder zu ihrem Recht. Paradoxien und polare Gegensätze werden nicht als zu lösende Rätsel, sondern als Geheimnisse betrachtet, die akzeptiert und wertgeschätzt werden müssen. Menschen werden als gut *und* böse betrachtet, als von den Umständen geformt und als für ihre Entscheidungen persönlich verantwortlich. Gott ist personifiziert *und* abstrakt. Wir nehmen ein Gefühl für den transzendenten Wert des Glaubens und der Gemeinschaft aller Menschen wahr und zeigen die Tendenz, das persönliche, individuelle Leben zum Nutzen aller zu opfern. Dieses Gefühl wird im Stadium der „Universalisierung" auf die Gemeinschaft aller Wesen und unsere Verbindung mit unserem endgültigen „Aufenthaltsort" ausgeweitet.

In welchem Bezug steht Ihr Gefühl für das Allumfassende zu Ihrem Leben und Ihren gegenwärtigen Zielen? Ist dies eine Zeit für Sie, in der Sie die Sorge um persönlichen Erfolg, Versagen, Widerspruch oder Ungerechtigkeit loslassen und sich einfach auf das größere Gute konzentrieren können, oder müssen Sie für Ihre eigenen Interessen aktiv werden?

Der Blasenmeridian

Maximalzeit des Blasenmeridians: 15–17 Uhr

Die Aufgabe der Blase ist es, die zur Ausscheidung vorgesehene Flüssigkeit zu sammeln. Dabei wird nicht nur in der Harnblase gesammelt, sondern auch in allen Zellen, im gesamten Körper. Im chinesischen System wird die Blase als Lagerraum für Emotionen betrachtet, somit hat auch die Funktion der Blase mit dem Wassergleichgewicht bzw. dem emotionalen Gleichgewicht in der gesamten Seele zu tun. Wasser wird ausgeschieden, wenn das Volumen oder die Konzentration der Schlackenstoffe zu hoch sind.

Die Blase ist immer „voll“, da sich ihre Muskeln je nach Zufluss aus den Nieren ausdehnen oder zusammenziehen. Es wird oft versucht, durch Einschränken der Wasseraufnahme die Toilettengänge zu reduzieren, doch das funktioniert nicht, da sich die Harnkonzentration erhöht. Durch die Aufnahme von mehr reinem Wasser werden die Blasenmuskeln vielmehr im Ausdehnen trainiert und letztlich muss weniger Wasser gelassen werden, da die Schlackenstoffe gelöst sind. Wasser ist ein kraftvolles Symbol für die Emotionen und das Geheimnisvolle im Leben und die Funktion der Blase hat auch mit dem Gleichgewicht des Geheimnisvollen in der Seele zu tun. Manchmal versuchen wir, das Geheimnisvolle, die Mehrdeutigkeit oder die Emotionen selbst aus unserem Leben auszuschließen, konzentrieren damit aber nur unsere Sicherheiten und Rationalisierungen und vergiften uns dadurch schließlich. Können wir uns diesem umfassenden Mysterium der Existenz mehr öffnen und unsere Emotionen fließen lassen, so stellen wir fest, dass wir toleranter und flexibler werden.

Während alle anderen Meridiane sekundäre Bahnen haben, ist der Blasenmeridian der einzige, der als längster Meridian über zwei Hauptkanäle die volle Länge der Wirbelsäule entlangläuft.

Blase: 15-17 Uhr

Peroneus: Vitamin-B-Komplex, B 1, Calcium, Spurenelemente
Tibalis: Vitamin A, E, Calcium, Spurenelemente
Sacrospinalis: Vitamin A, C, E, Calcium

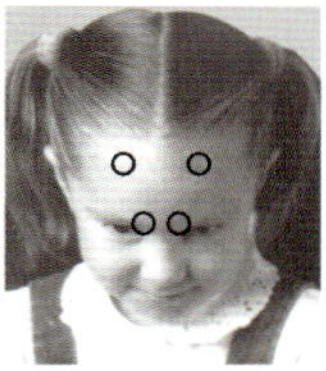

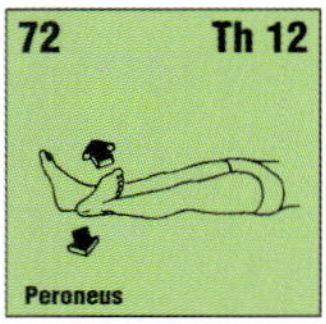

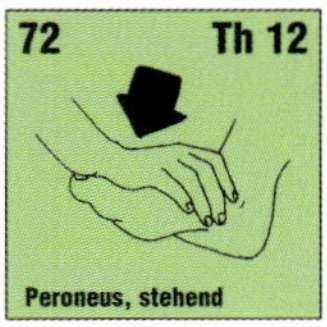

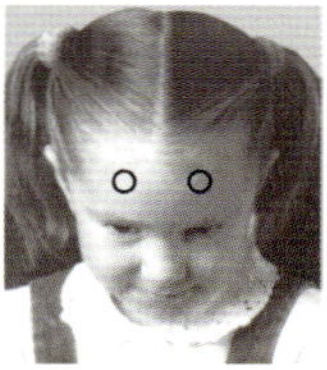

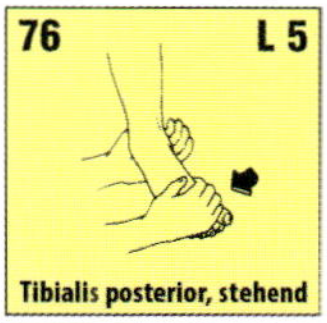

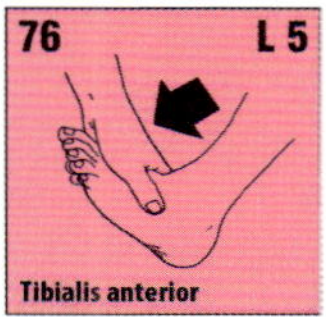

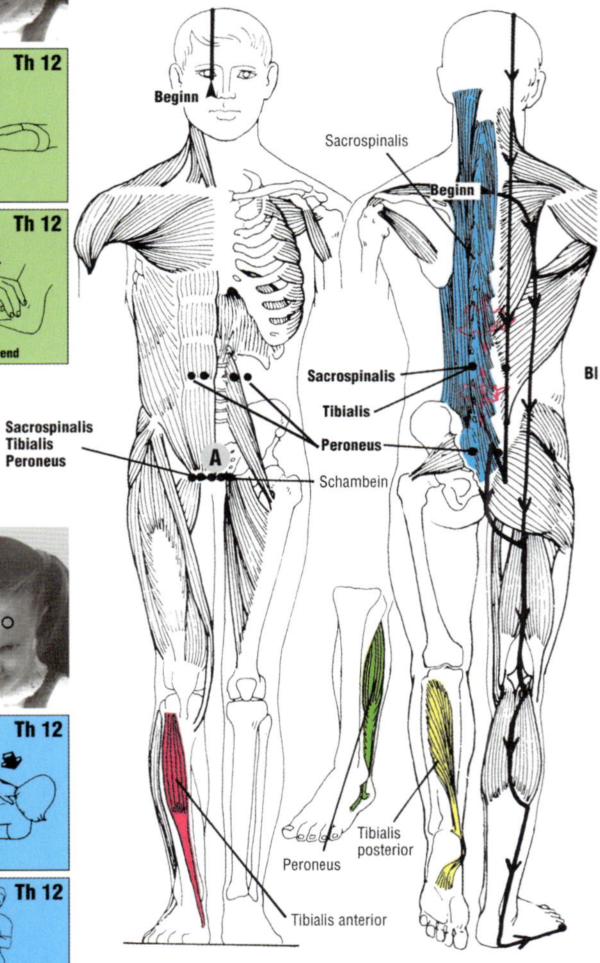

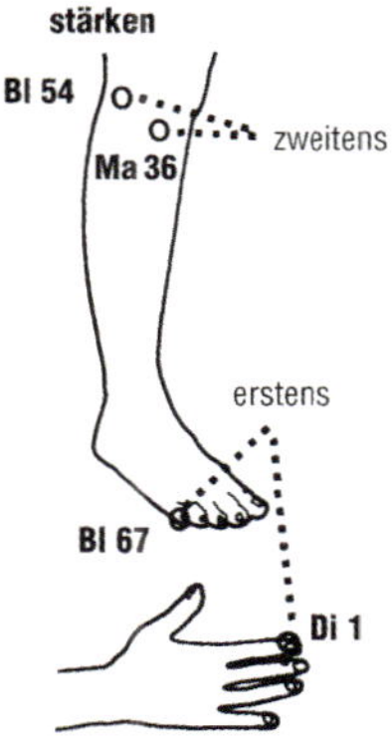

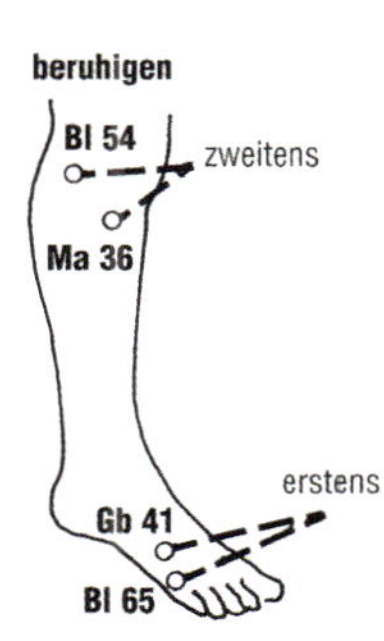

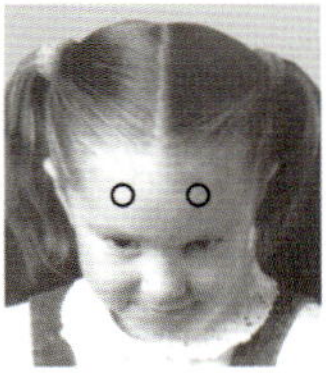

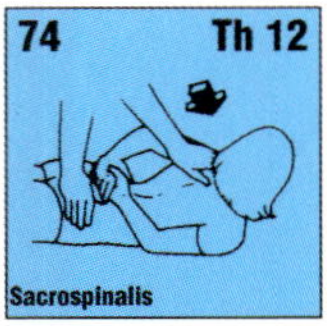

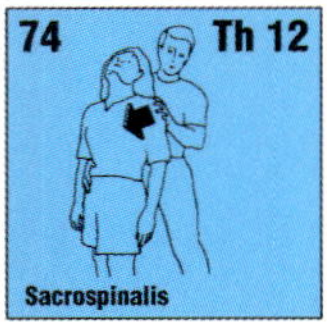

Haben Sie genug Wasser, so dass alle Funktionen reibungslos verlaufen, und fühlen Sie Ihre Energie frei fließen, oder sind Sie trocken, verkrampft, einseitig ausgerichtet oder gehemmt? Können Sie sich strecken? Was reizt Sie oder ist zu stark konzentriert und muss verdünnt und/oder entfernt werden? Welche Emotion müssen Sie fließen lassen? Wie kommen Sie mit dem Geheimnisvollen, der Dualität, dem Paradoxen oder mit Unvollkommenheit zurecht?

Die dem Blasenmeridian zugeordneten Muskeln:

Der Peronaeus

Die zur Peronaeusgruppe gehörenden Muskeln haben die Aufgabe, Fuß und Knöchel im Gleichgewicht zu halten. Sind sie gehemmt, kann sich das auf die gesamte Haltung auswirken, denn der Fuß kann seiner Aufgabe nicht richtig nachkommen. Dies setzt sich nach oben fort und hat eine Fehlanpassung der gesamten Haltung zur Folge.

Spüren Sie die Muskelgruppe zwischen dem Fuß und der äußeren Wadenseite, während Sie den Fuß kleinzehenseitig anheben, als wollten Sie ihn zur Nase führen.

Test: Beginnen Sie bei gestrecktem Bein mit nach außen gedrehtem Fuß, der kleine Zeh zeigt zum Kopf. Der große Zeh darf sich nicht aufwärts biegen. Stabilisieren Sie den Fuß, indem Sie die Ferse in einer Hand halten. Druck wird nach innen und unten am seitlichen Fußrand ausgeübt.

Auf welche Art machen Sie im wörtlichen oder übertragenen Sinn „Fehltritte“? Fühlen Sie sich geerdet und in der Lage frei zu gehen oder müssen Sie auf Ihre Schritte achten? Sind Sie zu vorsichtig und eher ein Leisetreter?

Der Sacrospinalis

Wenn diese Muskeln im Gleichgewicht sind und zusammenspielen, können Sie auf dem Bauch liegen und den gesamten Oberkörper in einem konkaven Bogen anheben. So werden die Bandscheiben richtig mit Nährstoffen versorgt. Diese vielen kleinen Muskeln arbeiten zusammen und sorgen mit für einen geraden Rücken. Eine Schwäche in diesen Muskeln kann sich in 19 verschiedenen Schmerzarealen zeigen.

Spüren Sie diese Muskeln, die vielen kleinen, die sich um die Wirbelsäule herum befinden, während Sie Ihren Kopf nach hinten neigen und Ihre ganze Wirbelsäule nach hinten biegen.

Test: In Bauchlage werden beide Hände auf dem Rücken zusammengebracht und in den Lendenwirbelbereich gelegt. Eine Schulter wird angehoben, der Kopf schaut über diese Schulter. Druck wird auf die angehobene Schulter in Richtung der Liege oder des Bodens ausgeübt. Im Stehen kann die Testperson erst mit steifem Rücken gegen eine Wand gelehnt sein und dann an den Schultern von der Wand weggezogen werden.

Welche Kleinigkeiten verursachen Ihnen Spannungen? Welche Kleinigkeiten hindern Sie im wörtlichen oder übertragenen Sinn daran, gerade zu stehen? Achten Sie zu sehr oder zu wenig auf Einzelheiten?

Die Tibialis-Gruppe

Diese Muskeln beugen den Fuß nach außen und oben. Sie sind manchmal abgeschaltet, wenn es Probleme mit dem natürlichen Gewölbe des Fußes gibt. Diese Muskeln haben insbesondere mit der Funktion des Harnleiters bei der Blasenentleerung und (bei Männern) dem Transport der Prostataflüssigkeit bzw. der Samenflüssigkeit während der Ejakulation zu tun. Bei Männern wird die Harnröhre von der Prostata umschlossen.

Der Tibialis anterior

Spüren Sie diesen Muskel an der Außenseite des Schienbeins, während Sie den Fuß großzehenseitig zum Knie anheben. Schmerzt es Sie, selbst giftige Anteile Ihres Lebens loszulassen? Haben Sie im wörtlichen oder übertragenen Sinn Probleme mit dem Thema „Höhepunkte erreichen“ oder Orgasmus?

Test: Bei gestrecktem Bein wird der Fuß mit Augenmerk auf die Großzehe zum Kopf hin angehoben. Druck wird auf den Fußrücken nahe der Großzehe nach unten ausgeübt.

Der Tibialis posterior

Dieser Muskel ist ebenfalls zuweilen verbunden mit dem Dreifachen Erwärmer, mit der „Kampf oder Flucht"-Funktion des Adrenalins und mit der Hitze der Leidenschaften.

Spüren Sie diesen Muskel hinter dem Schienbein, wenn der Fuß weggedreht oder nach unten und innen gedreht ist.

Test: Fuß so weit wie möglich nach innen und unten gestreckt halten. An der Ferse stabilisieren. Druck wird direkt unter dem großen Zeh auf den Fußballen nach oben und außen ausgeübt.

Was bringt Sie aus dem Gleichgewicht? Erholen Sie sich dann schnell genug für die entsprechende Situation oder eher nicht? Teilen Sie Stöße aus oder werden Sie im wörtlichen oder übertragenen Sinn gestoßen? Haben Sie im wörtlichen oder übertragenen Sinn Probleme mit dem Thema „Höhepunkte erreichen" oder Orgasmus? Laufen Sie davon oder kämpfen Sie für Ihre Leidenschaft (für was)?

Der Nierenmeridian

Maximalzeit des Nierenmeridians: 17–19 Uhr

Zur Funktion des Nierenmeridians gehört die Kontrolle des Volumens, der Zusammensetzung und des Drucks der Flüssigkeiten in allen Zellen sowie in der gesamten Person; außerdem spielt er eine Rolle für das Wachstum, die Entwicklung und die Fortpflanzung. Das Blut wird mit stärkstem Druck durch die Nieren gepresst, Giftstoffe werden herausgefiltert und Nährstoffe dorthin gebracht, wo sie gebraucht werden. Wasser ist ein Symbol des Geheimnisvollen, der Emotion und des Geistes. Der Nierenmeridian ist am Gleichgewicht dieser Aspekte des Lebens beteiligt. In der chinesischen Medizin werden die Nieren auch als Speicher der Lebenskraft betrachtet und haben einen stark spirituellen Aspekt.

Wo in Ihrem Leben fühlen Sie sich im wörtlichen oder übertragenen Sinn unter Druck? Nehmen Sie genügend frisches, klares Wasser auf, um Ihr Leben in seiner Gestaltung und Fülle im wörtlichen und übertragenen Sinn im Gleichgewicht zu halten? Glauben Sie, dass Sie über genügend Lebenskraft verfügen, um ständig zu wachsen und sich zu entwickeln, oder fahren Sie nur noch mit dem Reservetank und können gerade noch überleben?

Die dem Nierenmeridian zugeordneten Muskeln:

Der Psoas

Dieser Muskel beugt den Oberschenkel am Rumpf oder den Rumpf am Oberschenkel und hat, je nachdem welche Bewegung er ausführt, unterschiedliche Ursprünge und Ansätze. Er wird beim Aufstehen (aus dem Sitzen) und beim Treten (Kicken) zur Seite oder beim seitlichen Ausweichen eingesetzt. In Bezug auf das Gleichgewicht von Volumen, Zusammensetzung und Druck der Flüssigkeiten in jeder Zelle und auch im ganzen Körper ist dieser Muskel in besonderem Maße mit dem Nierenmeridian verbunden.

Niere: 17-19 Uhr

Psoas: Vitamin A, E, Wasser
Iliacus: Vitamin A, E, Sauermilchprodukte, Chlorophyllextrakte
Oberer Trapezius: Vitamin A, B-Komplex, B 2, Calcium

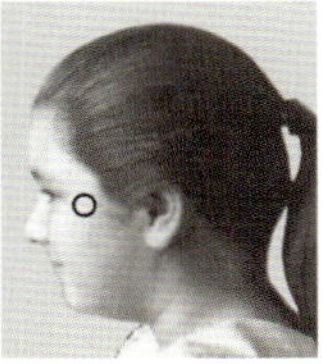

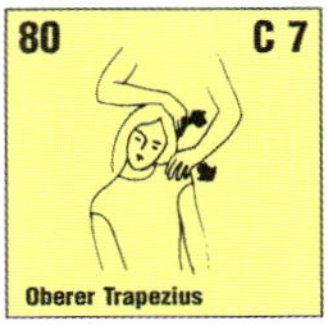

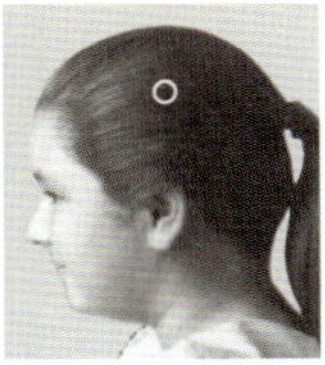

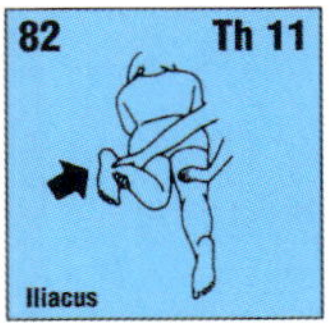

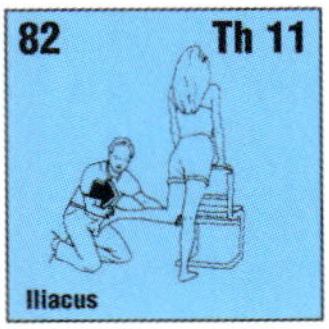

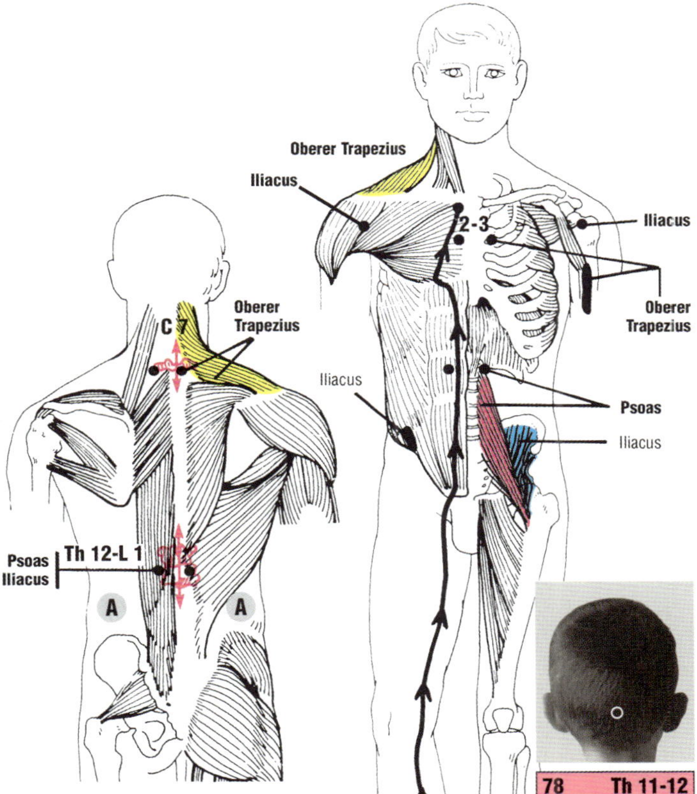

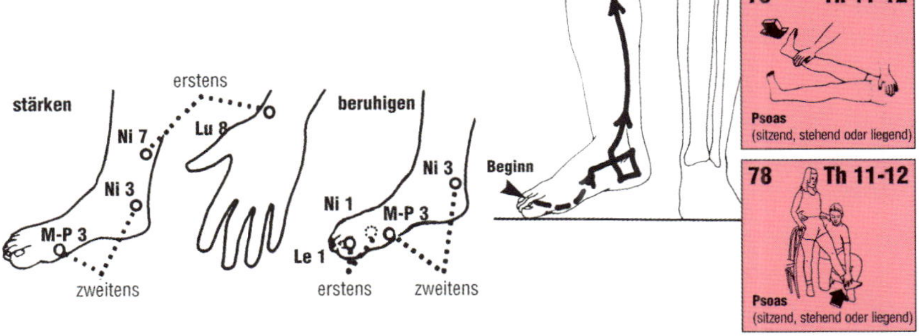

Nierenmeridian

Spüren Sie hin, wie sich dieser Muskel zwischen dem inneren seitlichen Abschnitt aller Lendenwirbel und dem inneren Teil des oberen Oberschenkels (an der Hüfte) zusammenzieht. Der Quadrizeps ist ein Synergist, und wenn er in der Testposition schmerzhaft ist oder sich stark zusammenzieht, gehen Sie vorsichtig vor und betrachten Sie dies als Anzeichen dafür, dass der Psoas gehemmt ist.

Test: Das gestreckte Bein wird etwa 45° angehoben (oder höher, wenn es problemlos geht) und zur Seite gedreht, der Fuß wird nach außen gedreht. Die gegenüberliegende Hüfte wird stabilisiert. Druck wird auf den inneren Knöchel nach schräg unten und außen ausgeübt. Stützen Sie sich beim Testen im Stehen an einer Wand ab oder auf einen Stuhl, um das Gleichgewicht nicht zu verlieren.

Was sagt Ihnen diese Stoßbewegung im wörtlichen oder übertragenen Sinn? Gibt es Paradoxien in Ihrem Ziel? Gibt es etwas, das Sie hervorheben und dem Sie Beachtung schenken müssen? Wo in Ihrem Leben fühlen Sie sich im wörtlichen oder übertragenen Sinn am meisten unter Druck? Trinken Sie genügend Wasser und sorgen Sie für spirituelle, emotionale, mentale oder körperliche Reinigung?

Der obere Trapezius

Dieser Muskel kippt das Kinn und dreht das Schulterblatt einwärts. Mit diesem Muskel sind auch Augen- und Ohrensymptome verbunden. Liegen solche Symptome vor, kann man die Hemmung durch mehrfaches Muskeltesten herausfinden.

Spüren Sie hin, wie sich dieser Muskel zusammenzieht, wenn Sie Ihren Kopf zur Seite neigen, wobei die Nase nach vorne zeigt und die Schulter zum Ohr hoch gezogen wird. Dies ist ein oberflächlicher Muskel und er ist ziemlich stark.

Test: Neigen Sie den Kopf zur Seite (nicht drehen) und bringen Sie Schulter und Ohr zusammen. Üben Sie Druck gegen die Schulter und die Seite des Kopfes aus, um sie auseinander zu ziehen.

Woran merken Sie, dass Ihr Kopf nicht gerade ist? Haben Sie Schwierigkeiten, im wörtlichen oder übertragenen Sinn „geradeaus zu sehen" oder Ihren Kopf gerade zu halten?

Der Iliacus

Mit der Bewegung dieses Muskels verbindet sich der Gedanke, etwas zur Seite zu stoßen. Dieser Muskel ist klein, dennoch kann er sehr viele Bewegungen beeinflussen. Er ist auch daran beteiligt, Nährstoffe und Schlacken an der Ileocoecalklappe aus dem Dünndarm in den Dickdarm zu transportieren. Sind diese Funktionen gestört, dann kann es fast überall zu Symptomen kommen. Kommt es zu unklaren Symptomen, so kann der Iliacus Indikator für ein Energieungleichgewicht im feinen Energiesystem des Nierenmeridians und seiner Beziehung zum Dickdarmmeridian sein. Man kann sich das als feine Energie-Imbalancen bei der Ausscheidung von Schlackenstoffen vorstellen.

Spüren Sie hin, wie sich dieser Beckenmuskel an seinem Ansatz auf der Innenseite des Oberschenkels zusammenzieht, wenn das Knie etwa 90° am Oberschenkel gebeugt ist und der Fuß und das Bein so weit wie möglich nach außen gedreht werden.

Test: In Bauchlage wird das Knie 90° gebeugt, der Unterschenkel so weit wie möglich nach außen gedreht. Druck übt man auf den äußeren Knöchel aus, um das Bein nach innen zu drücken. Stabilisiert wird am Knie.

Gibt es etwas, das zur Seite gestoßen werden muss, oder fühlen Sie sich zur Seite gestoßen? Werfen Sie Dinge weg, die Sie noch brauchen können, oder hängen Sie an zu vielen Dingen, die eigentlich in den Müll gehören, oder haben Sie Abfall an der falschen Stelle, alles im wörtlichen oder übertragenen Sinn? Beeinflusst ein subtiler Aspekt Ihres Lebens verschiedene andere Lebensbereiche auf unerwartete Weise?

Der Kreislauf-Sexus-Meridian

Maximalzeit des Kreislauf-Sexus-Meridians: 19–21 Uhr (Element Feuer)

Beachten Sie bitte: Der Dreifache Erwärmer und der Kreislauf-Sexus-Meridian gehören zum Element Feuer. (Siehe bei den Metaphern des Elements Feuer, vor dem Herz- und Dünndarmmeridian, auf Seite 121.)

Die vielfältigen Funktionen des Kreislauf-Sexus-Meridians sind eng mit den Hormonen und chemischen Botenstoffen verbunden, die Bezug zur Fortpflanzung haben, ob es sich um das richtige Gleichgewicht bei der Zellbildung oder um den Zeugungsvorgang handelt. Er hat zu tun mit der Ernährung neuer Zellen und der Vorbereitung für die Zellteilung. Er ist am Menstruationszyklus, an den Funktionen von Eierstöcken und Gebärmutter sowie an den Funktionen von Prostata und Hoden beteiligt. Dazu gehören auch die Freuden der Sexualität. Er hat mit der Weitergabe des genetischen, kulturellen und persönlichen Erbes zu tun. Der Kreislauf-Sexus-Meridian wird auch als Pericard-Meridian bezeichnet und hat Bezug zur Muskelfunktion des Herzens und der Blutgefäße, die für den gleichmäßigen, den äußeren und inneren Gegebenheiten angepassten Herzschlag sorgt.

Fühlen Sie sich hinsichtlich Fortpflanzung und Sexualität ausgeglichen? Was tun Sie dafür, dass Ihr Erbe in Ihrer Familie, Ihrer Arbeit, Ihrer spirituellen Gemeinschaft weitergegeben wird? Glauben Sie, dass Ihr Kreislauf in Ordnung ist, dass Sie über genügend Wärme, Nährstoffe oder sexuelle Energie verfügen?

Die dem Kreislauf-Sexus-Meridian zugeordneten Muskeln:

Der Glutaeus medius

Der Glutaeus medius bewegt den Oberschenkel zur Seite und dreht das Bein einwärts und auswärts. Ist dieser Muskel schwach, können Schulter oder Hüfte an derselben Seite erhöht sein. Es besteht eine Tendenz zum Hinken oder zu O-Beinen. Die Testbewegung geht dahin, die Beine auseinander zu halten.

Kreislauf-Sexus: 19 - 21 Uhr

Vitamin E
Piriformis: Vitamin E, A

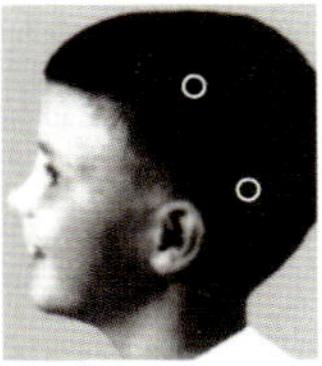

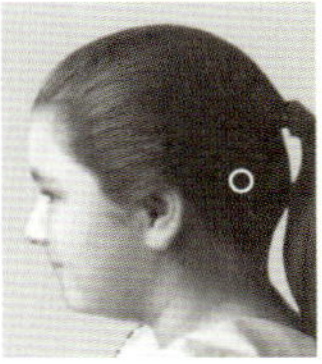

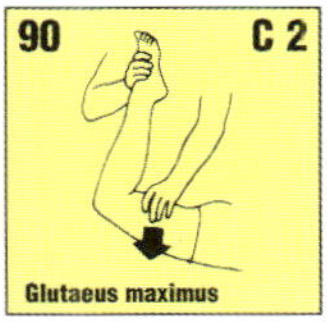

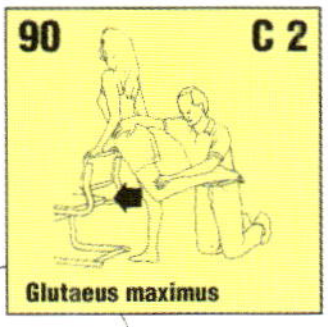

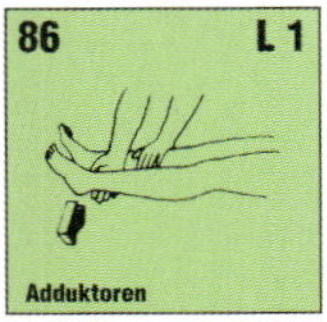

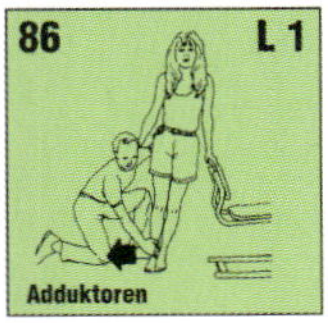

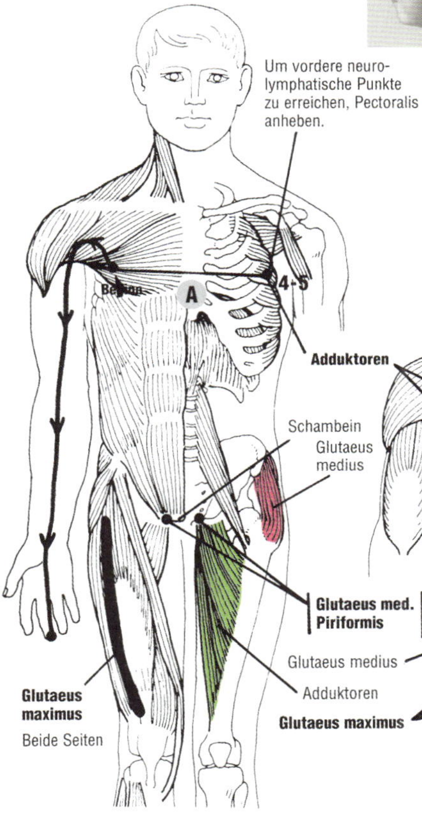

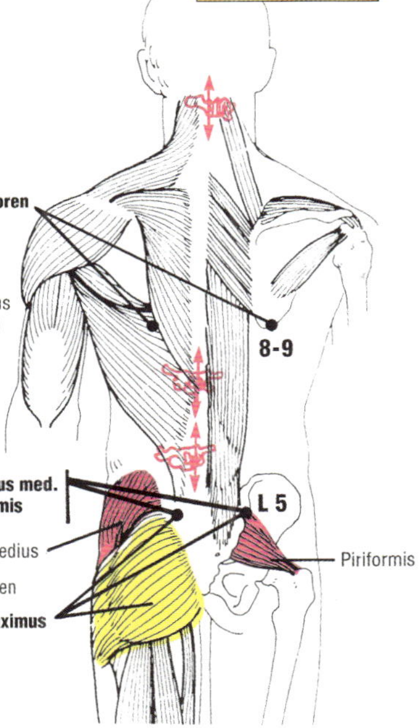

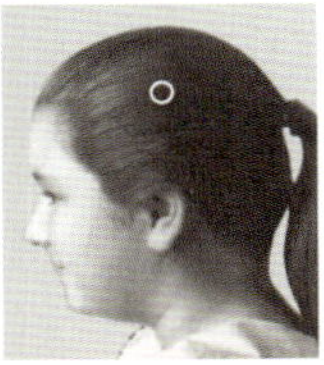

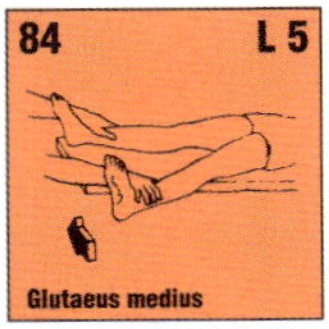

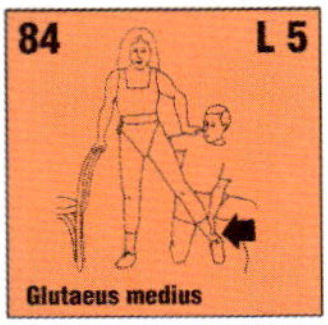

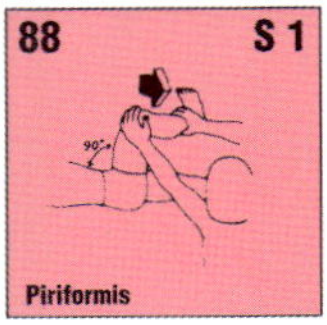

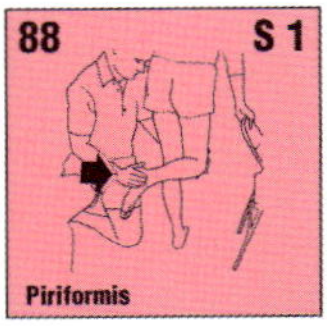

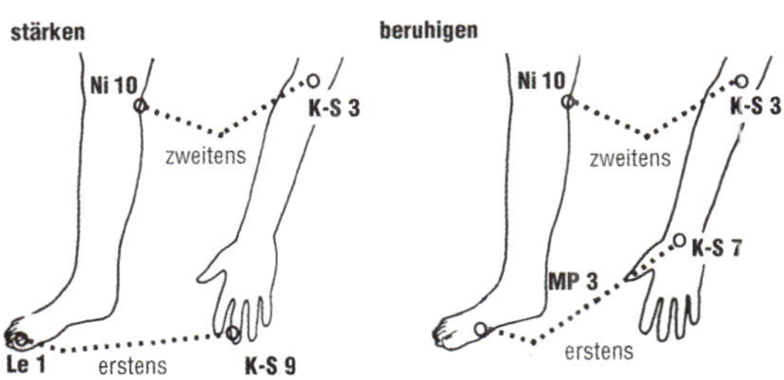

Spüren Sie diesen Muskel im seitlichen und hinteren Becken. Er zieht sich zusammen, wenn Sie den Fuß aufheben, um nicht über kleine Dinge zu stolpern, und wenn Sie Ihr Bein seitlich anheben.

Test: Beide Beine zusammenbringen, ein Bein in der Mitte fixieren, das andere etwa 30° zur Seite bringen. Der Druck wird auf den äußeren Knöchel zur Körpermitte hin ausgeübt. Stützen Sie sich beim Testen im Stehen an einer Wand ab oder auf einen Stuhl, um das Gleichgewicht nicht zu verlieren.

Über welche kleinen Dinge stolpern Sie, in welche laufen Sie hinein? Haben Sie Schwierigkeiten, Ihre Beine im wörtlichen und übertragenen Sinn „offen" zu halten? Machen Sie aus einer Mücke einen Elefanten oder spielen Sie Dinge total herunter?

Die Adduktoren

Die Adduktoren halten den Oberschenkel, beugen ihn und rotieren ihn einwärts. Eine Schwäche kann zur Senkung des Beckens führen. Diese Muskeln sind für Reiter wichtig. Die ständige Belastung im Sattel kann zur Schwächung der Adduktoren und den typischen O-Beinen der Cowboys führen. Der Muskeltest besteht darin, die Beine zusammenzuhalten.

Spüren Sie hin, wie sich die inneren Oberschenkelmuskeln zusammenziehen, wenn Sie Knie und Knöchel zusammenhalten, um die Oberschenkel-Innenseiten eng zusammenzubringen.

Test: Beide Beine werden gestreckt zusammengebracht und das nicht getestete Bein stabilisiert. Druck wird gegen den inneren Knöchel nach außen ausgeübt. Stützen Sie sich beim Testen im Stehen an einer Wand ab oder auf einen Stuhl, um das Gleichgewicht nicht zu verlieren.

Welche Privatangelegenheiten schützen Sie? Müssen Sie andere mehr an diesen Problemen teilhaben lassen oder müssen Sie mehr für sich behalten? Haben Sie Schwierigkeiten, im wörtlichen und übertragenen Sinn Ihre Beine zusammenzuhalten? Glauben Sie, dass Sie sich und andere in Bezug auf sexuelle Angelegenheiten genügend geschützt haben? Wenn Sie Ihr Leben oder Ihr momentanes Ziel als Pferd betrachten, ist der Sattel bequem oder macht er Sie wund, scheuern Sie sich auf?

Der Piriformis

Dieser Hüftmuskel ist sehr wichtig für die Körperhaltung, insbesondere für die Lage des Kreuzbeins. Durch einseitige Schwäche kann sich das Kreuzbein verdrehen, wodurch es zu einer „X-Bein"-Stellung kommt. Der Piriformis liegt in unmittelbarer Nähe des Ischias, des längsten und größten Nervs im Körper. Ein Ungleichgewicht in diesem Muskel ist manchmal mit Kreuzschmerzen verbunden, die an der Rückseite des Oberschenkels entlang das Bein hinunterziehen. Haben Sie Schwierigkeiten, im Sitzen einen Fuß auf das andere Knie zu bringen, so ist das ein guter Hinweis auf eine Hemmung des Piriformis.

Spüren Sie diesen Muskel tief im Becken, wenn das Knie 90° gebeugt und nach innen gedreht ist.

Test: Im Liegen wird das Bein im Knie- und im Hüftgelenk 90° gebeugt und der Unterschenkel so weit wie möglich über das andere Bein nach innen gedreht, wobei die Ferse höher ist als das Knie. Man übt Druck gegen den inneren Knöchel aus, um das Bein nach außen zu bringen; man stabilisiert dabei am Knie. Alternativer Test im Stehen: Beugen Sie das Knie im rechten Winkel und drehen Sie den Unterschenkel ganz einwärts. Die beiden Knie sollten sich auf gleicher Höhe nebeneinander befinden. Stabilisieren Sie das Knie auf der Testseite. Üben Sie Druck gegen die Unterschenkel-Innenseite aus, um das Bein nach außen zu drehen.

Fühlen Sie sich im wörtlichen oder übertragenen Sinn x-beinig oder schwerfällig? Gibt es im wörtlichen oder übertragenen Sinn ein kleines, kaum merkbares oder großes Problem, das Ihre Nerven reizt oder Ihnen Schmerzen verursacht?

Der Glutaeus maximus

Er gilt als der stärkste Muskel und wenn er im Ungleichgewicht ist, kann dies weit reichende Folgen haben, da die Stabilität im Becken verloren geht. Häufig hat er mit einer Fehlstellung im Nacken und einer unausgeglichenen Kopfhaltung zu tun. Die Testbewegung lässt an ein Treten nach hinten denken.

Spüren Sie hin, wie sich dieser Muskel zusammenzieht und Ihre Gesäßbacken formt, wenn Sie den Oberschenkel nach hinten bewegen, insbesondere wenn Sie – um die Aktivität der Unterschenkelreflexoren auszuschalten – das Knie um 90° beugen.

Test: In Bauchlage wird der Unterschenkel um 90° angewinkelt und der Oberschenkel so weit wie möglich nach oben gehoben. Druck erfolgt auf die Rückseite des Oberschenkels nach unten. Im Stehen wird das Bein nach hinten abgewinkelt. Stabilisieren Sie an der Vorderseite der Hüfte. Druck wird auf die Kniekehle nach unten ausgeübt. Alternativ können Sie das Knie stabilisieren und gegen die Rückseite der Ferse drücken, um den Unterschenkel nach unten und außen zu bringen. Der Bewegungsumfang ist nur gering, da das Knie normalerweise nicht in diese Richtung gedrückt wird.

Setzen Sie Ihre gesamte Kraft entsprechend ein, um insgesamt stabil zu bleiben? Vertrauen Sie sich mehr auf grobe Strenge, wenn Feinheiten gefragt sind? Gehen Ihnen Ihre sexuellen Bedürfnisse auf die Nerven oder stört ihr „Kopf“ (das Denken) die Erfüllung Ihrer körperlichen, überlebenswichtigen Bedürfnisse?

Der Dreifache Erwärmer

Maximalzeit des Dreifachen Erwärmers: 21–23 Uhr (Element Feuer)

Beachten Sie bitte: Der Dreifache Erwärmer und der Kreislauf-Sexus-Meridian gehören zum Element Feuer. (Siehe bei den Metaphern des Elements Feuer, vor dem Herz- und Dünndarmmeridian, auf Seite 121.)

Der Dreifache Erwärmer ist ein etwas mysteriöser Meridian, da ihm im chinesischen Energiesystem zwar eine Organfunktion nachgesagt wird, er jedoch keinem bestimmten Organ zugeordnet ist. Es heißt, er habe eine Funktion, aber keine Form; eine alternative Definition lautet, er erhalte seine Funktionen durch die Wechselwirkung dreier unterschiedlicher Organgruppen im Brustraum sowie im Gebiet des Ober- und Unterbauchs. Die Funktionen des Dreifachen Erwärmers zeigen sich in drei Formen von „Hitze“: der Hitze des Stoffwechsels und der Aufrechterhaltung der Körpertemperatur, der Hitze von „Kampf oder Flucht“ und der Hitze der Leidenschaften im Leben.

Der Dreifache Erwärmer wird den unterschiedlichen Wechselwirkungen der Drüsensekretionen zugeordnet, die an unseren verschiedenen menschlichen Leidenschaften beteiligt sind. Die Nebennieren arbeiten mit anderen Hormondrüsen zusammen, insbesondere beim Kämpfen oder Weglaufen, in Krisensituationen oder bei der Erholung von Verletzungen, Krankheiten, Fehlfunktionen und generalisiertem Stress. Vier von den Muskeln, die zu diesem Meridian gehören, sind am Laufen, Wegstoßen oder Auf-die-Zehen-Stellen beteiligt; sie sind alle wichtig für Kampf und Flucht bzw. den Ausdruck der Leidenschaften. Die Hypophyse arbeitet mit anderen endokrinen Drüsen zusammen, die Bezug haben zu den Leidenschaften des Lebens, zur Fortpflanzung, zum sexuellen Vergnügen sowie zu Lebens- und Todesumständen und den Dingen, für die es sich lohnt zu leiden und zu sterben usw.

Was bringt Sie körperlich, mental, spirituell oder emotional in Hitze? Wovor laufen Sie davon? Was bekämpfen Sie? Glauben Sie, dass Sie in Ihrem Leben ständig kämpfen oder

Dreifacher Erwärmer: 21-23 Uhr

Teres minor: Jod
Sartorius: Vitamin C, Pantothensäure
Gracilis, Gastrocnemius, Soleus: Vitamin C

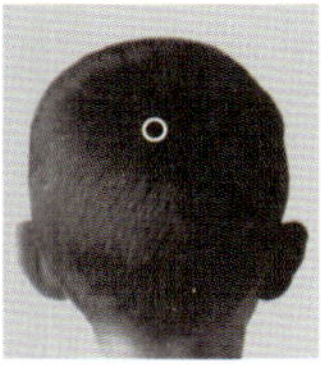

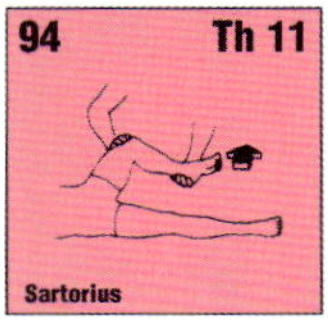

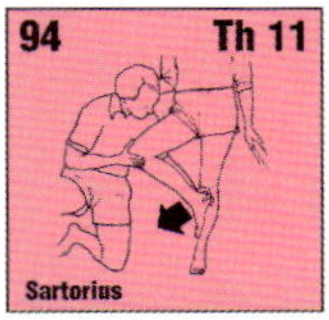

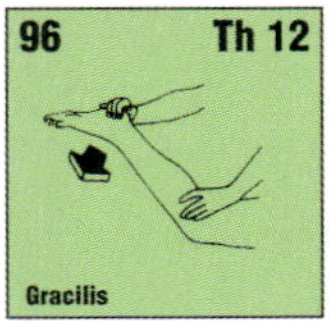

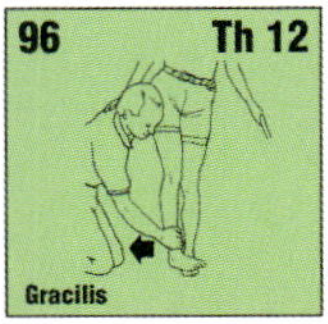

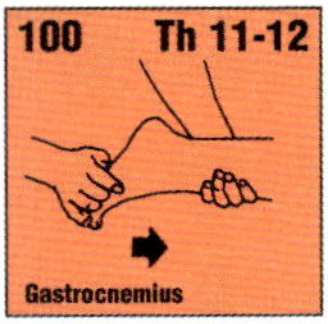

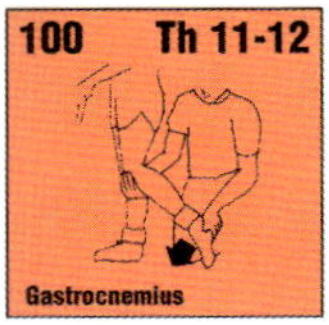

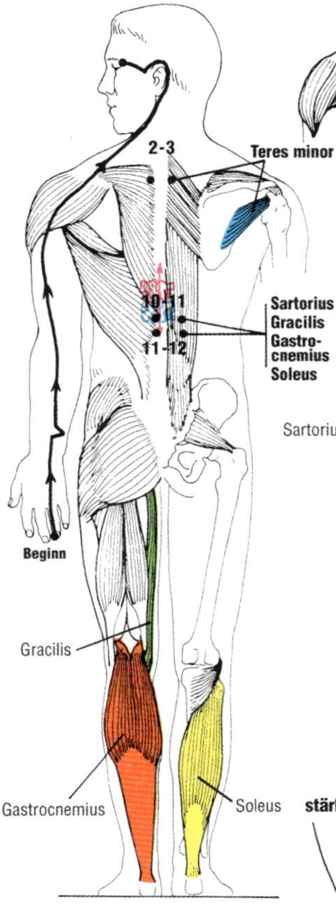

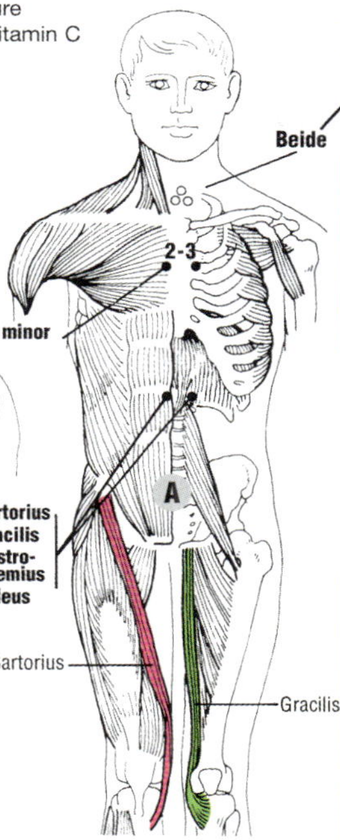

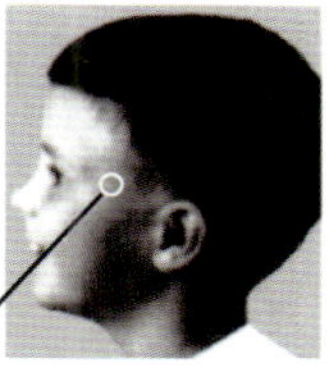

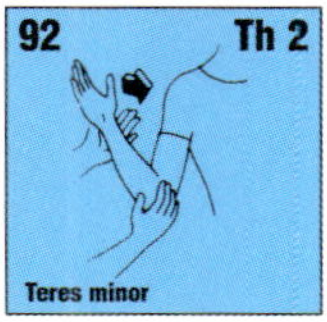

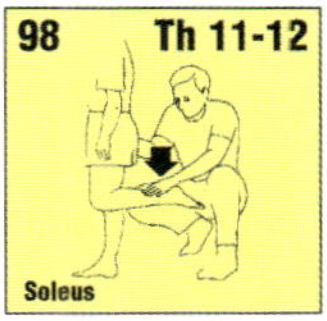

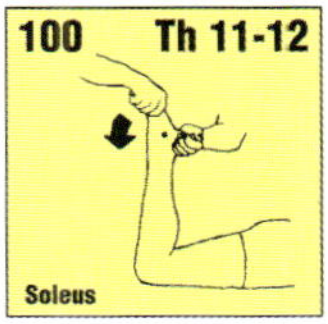

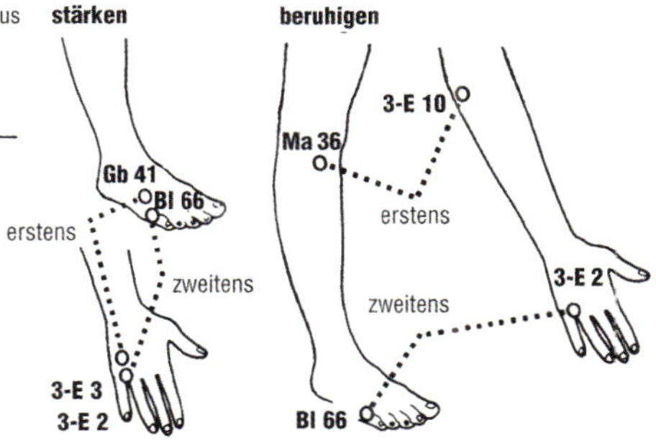

flüchten? Sind Sie immer auf den Beinen? Wofür sind Sie bereit zu leiden oder gar zu sterben? Glauben Sie, dass Sie das Feuer, die Leidenschaft besitzen Ihre Ziele zu erreichen, oder dass Sie bei dem Versuch sterben?

Die dem Dreifachen Erwärmer zugeordneten Muskeln:

Der Teres minor

Dieser Schultermuskel rotiert den Arm und den Unterarm und kann an Handgelenks- und Ellenbogenproblemen beteiligt sein. Bei einseitiger Schwäche sind bei herabhängenden Armen die Hände verschieden weit vom Körper weggedreht. Die Testbewegung erinnert an das Öffnen der Arme oder an das Einsammeln von etwas. Dieser Muskel steht in Beziehung zu den drei Formen von „Hitze" des Dreifachen Erwärmers, insbesondere zum Stoffwechsel, der mit der Schilddrüsenfunktion zu tun hat. Die Schilddrüse sorgt für einen ausgeglichenen Stoffwechsel, durch Abbau oder Regeneration von Gewebe sowie durch Konstanthalten von Körpertemperatur und Fettgehalt.

Spüren Sie diesen kleinen Muskel zwischen der unteren Spitze des Schulterblatts und der Rückseite des Humeruskopfes an der Spitze des Oberarms bei etwa 90–100° am Ellenbogen gebeugtem Unterarm, wobei die Hand offen und nach außen gedreht ist und vom Körper wegzeigt.

Test: Der Ellenbogen wird um 90° gebeugt und etwa eine Faust breit vom Körper weg gehalten, wobei der Daumen zur Schulter zeigt. Der Unterarm wird so weit wie möglich nach außen gedreht. Der Ellenbogen wird auf der Testseite stabilisiert. Druck wird auf den Unterarm über dem Handgelenk in Richtung Brustbeinmitte ausgeübt.

In welcher Beziehung müssen Sie mehr oder weniger offen sein? Müssen Sie Ihre Arme öffnen, um zu empfangen, oder versuchen Sie zu viel zu nehmen? Haben Sie im wörtlichen oder übertragenen Sinn Schwierigkeiten, das Nährende in Ihrem Leben effizient zu verwerten? Haben Sie das Gefühl, dass Sie zu warm, zu kalt, zu dick oder zu schlank werden?

Der Sartorius

Er ist der längste Muskel des Körpers. Er beugt das Bein und den Oberschenkel, dreht ihn zur Seite und beugt das Becken und/oder dreht die Hüften. Er wird auch „Schneidermuskel" genannt, da er den Schneidersitz ermöglicht, in dem früher an einem Kleidungsstück gearbeitet wurde. Dieser Muskel hat Bezug zu den drei Formen von „Hitze" des Dreifachen Erwärmers, insbesondere zu der hormonellen Hitze von „Kampf oder Flucht" oder der sexuellen Leidenschaft der Hypophyse. Die Hypophyse arbeitet mit anderen endokrinen Drüsen zusammen, die Bezug haben zu den Leidenschaften des Lebens, zur Fortpflanzung, zum sexuellen Vergnügen sowie zu Lebens- und Todesumständen, zu Dingen, für die es sich lohnt zu leiden und zu sterben usw.

Spüren Sie diesen langen Muskel, der sich vom oberen vorderen Darmbeinstachel quer über den Oberschenkel zum medialen Teil des Schienbeins direkt unter dem Knie zieht, wenn Sie sich im Schneidersitz hinsetzen und das jeweilige Knie so weit wie möglich nach unten bringen.

Test: Das Bein wird mit leicht gebeugtem Knie nach außen fallen gelassen, der Fuß befindet sich über dem anderen Bein etwas unterhalb des Knies. Druck wird gegen den Knöchel / die Achillessehne und das Knie ausgeübt, um den Fuß nach außen zu bringen und das Bein zu strecken.

Fühlen Sie sich stark oder leidenschaftlich genug, um den Herausforderungen Ihrer Arbeit bzw. Ihres Lebens (etwas zu schaffen oder sich fortzupflanzen) gewachsen zu sein? Fühlen Sie sich stark oder leidenschaftlich genug, um im wörtlichen oder im übertragenen Sinn die ganze Strecke zu gehen oder alles zu geben? Was bringt Sie körperlich, mental, spirituell oder emotional in Hitze?

Der Gracilis

Dieser Muskel des inneren Oberschenkels arbeitet beim Beugen des Knies mit dem Sartorius und den Sehnen zusammen. Wenn dieser

Muskel schwach ist, kann man das Knie nur schwer beugen, ohne gleichzeitig auch die Hüfte zu beugen; es kann auch zu „X-Beinen" kommen. Dieser Muskel hat Bezug zu den drei Formen von „Hitze" des Dreifachen Erwärmers, insbesondere, was die zur Hypophyse gehörende Leidenschaft in allen Lebensbereichen betrifft. Die Hypophyse arbeitet mit anderen endokrinen Drüsen zusammen, die Bezug haben zu den Leidenschaften des Lebens, zur Fortpflanzung, zum sexuellen Vergnügen sowie zu Lebens- und Todesumständen, zu Dingen, für die es sich lohnt zu leiden und zu sterben usw.

Spüren Sie hin, wie sich dieser innere Muskel zusammenzieht, vom Schambein an der Innenseite des Oberschenkels hinunter bis unter das Knie, wenn Sie die Füße kreuzen und die Oberschenkel zusammenbringen.

Test: In Bauchlage wird der Unterschenkel um 45° angehoben, das Knie gehalten. Druck wird gegen den inneren Knöchel nach außen ausgeübt. Alternativer Test: drehen Sie Bein und Fuß ganz nach innen. Druck wird nach außen auf die Unterschenkel-Innenseite ausgeübt.

Fühlen Sie sich in Ihrer Begeisterung über verschiedene Seiten Ihres Lebens unbeholfen? Zeigen Sie Ihre Begeisterung nicht gerne oder verlieren Sie die Kontrolle über Ihre Gefühlsausbrüche? Was bringt Sie körperlich, mental, spirituell oder emotional in Hitze?

Der Soleus

Dieser Muskel ist ein Synergist des Gastrocnemius und des Plantaris; allen dreien gemeinsam ist die Achillessehne als Muskelansatz sowie der Triceps surae, der sehnige Ursprung dieser drei Muskeln über dem Knie. Der Soleus beugt den Fuß und die Wade und stabilisiert den Unterschenkel. Wenn dieser Muskel schwach ist, besteht eine Neigung, sich vorzubeugen oder nach vorn zu fallen. Dieser Muskel hat Bezug zu den drei Formen von „Hitze" des Dreifachen Erwärmers, insbesondere zur hormonellen Hitze der Nebenniere, die in Verbindung mit Kampf oder Flucht steht. Die Nebennieren arbeiten mit anderen Hormondrüsen zusammen, insbesondere beim Kämpfen oder Weglaufen in Krisensituationen oder bei der Erholung von Verletzungen, Krankheiten, Fehlfunktionen und generalisiertem Stress.

Spüren Sie hin, wie sich dieser tiefe Wadenmuskel zusammenzieht, wenn Sie Ihre Zehen in Plantarflexion bringen (Ihre Zehen weisen von Ihnen weg) und das Knie um etwa 90° gebeugt ist.

Test: In Bauchlage wird der Unterschenkel um 90° angehoben, Zehen in Spitzfußstellung, die Ferse wird zur Wade hin gebeugt. Druck üben Sie auf die Fußsohle aus, um diese in die Waagerechte zu bringen; dabei wird zur Unterstützung die Ferse nach oben gezogen. Alternativer Test: Der Unterschenkel wird um 90° angehoben, Fuß in Spitzfußstellung, das Knie wird stabilisiert. Man übt Druck gegen die Ferse aus, um das Bein zu strecken.

Wissen Sie nicht immer genau, wann Sie dastehen und kämpfen und wann Sie sich zurückziehen müssen? Finden Sie, dass Sie in nichtkrisenhaften Situationen übermäßig aggressiv oder ängstlich sind, oder sind Sie in einer echten Krise der Lage nicht gewachsen? Haben Sie das Gefühl, dass Ihr Leben eine einzige nicht enden wollende Krise ist oder aus einer endlosen Serie von Krisen besteht?

Der Gastrocnemius

Dieser Muskel ist ein Synergist des Soleus und des Plantaris; allen dreien gemeinsam ist die Achillessehne als Muskelansatz sowie der Triceps surae, der sehnige Ursprung dieser drei Muskeln über dem Knie. Der Gastrocnemius beugt den Fuß und die Wade und stabilisiert den Unterschenkel. Bei einer Schwäche können die Knie zu weit nach hinten gedrückt sein, es kann schwierig sein auf den Zehen zu stehen und es kann schwer fallen, die Knie zu beugen. Dieser Muskel hat Bezug zu den drei Formen von „Hitze“ des Dreifachen Erwärmers, insbesondere zur hormonellen Hitze der Nebenniere, die in Verbindung mit Kampf oder Flucht steht. Die Nebennieren arbeiten mit anderen Hormondrüsen zusammen, insbesondere beim Kämpfen oder Weglaufen in Krisensituationen oder bei der Erholung von Verletzungen, Krankheiten, Fehlfunktionen und generalisiertem Stress.

Spüren Sie diesen oberflächlichen Wadenmuskel, der hinter dem Knie entspringt und an der gemeinsamen Sehne der Ferse endet, wenn die Zehen bei leicht gebeugtem Knie vom Knie wegzeigen. Man kann die Kontraktion stärker spüren, wenn die Zehen gegen den Boden oder einen Gegenstand drücken.

Test: In Bauchlage ist das Bein gestreckt, der Fuß wird in leichte Spitzfußstellung gebracht. Man übt Druck auf die Fußsohle aus, um diese in die Waagerechte zu bringen. Alternativer Test: Bein leicht abgewinkelt, der Winkel muss mindestens 120° betragen, Fuß in Spitzfußstellung, das Knie wird stabilisiert. Nun übt man den Druck auf die Ferse aus, um das Bein zu strecken.

Auf was laufen Sie zu oder wovor laufen Sie weg? Wissen Sie nicht immer genau, wann Sie dastehen und kämpfen und wann Sie sich zurückziehen müssen? Finden Sie, dass Sie in nicht krisenhaften Situationen übermäßig aggressiv oder ängstlich sind, oder sind Sie in einer echten Krise „der Lage nicht gewachsen"? Haben Sie das Gefühl, dass Ihr Leben eine einzige, nicht enden wollende Krise ist oder aus einer endlosen Serie von Krisen besteht?

Das Element Holz und seine Metaphern

Meridiane: Gallenblasen- und Lebermeridian

Die Metapher des Elements Holz wird durch grüne Gewächse symbolisiert. Das Element Holz wird vom Element Wasser ernährt und entspringt aus ihm. Man kann sich dies so vorstellen, dass das Wasser die Wurzeln eines Baumes nährt oder dass alles Leben aus dem Element Wasser (dem Ozean) entsteht. Das Element Holz liefert Brennstoff für das Element Feuer und nährt es. Das Element Holz kontrolliert das Element Erde, indem es Wurzeln in den Boden schickt und ihn festhält. Das Element Holz wird durch das Element Metall kontrolliert, das es spaltet und das es zerstören oder umwandeln kann.

Welchen Bezug hat das Bild von grünen Gewächsen zu Ihrem Leben und Ihren Zielen? Haben Sie genügend Wurzeln, damit Ihr Wachstum unterstützt wird, und genügend Brennstoff, damit Ihre Leidenschaften lodern können? Ist Ihr Wachstum genügend strukturiert, damit Sie Ihre Ziele erreichen können, oder müssen Sie Ihrem Wachstum mehr Freiheit geben, damit es sich vollendet?

Die **Farbmetapher**, die zum Element Holz gehört, ist **Grün**. Wir können damit das Grün neuer Knospen an einer Pflanze, aber auch jeden anderen Neubeginn und jedes Wachsen verbinden.

Was bedeutet Ihnen die Farbe Grün in Bezug auf Ihre aktuellen Lebensziele? Gibt es in Ihrem Leben genug neues Wachstum oder rufen Sie mehr neue Ideen, Projekte usw. ins Leben, als sie weiterverfolgen können?

Die **Jahreszeitmetapher** des Elements Holz ist der **Frühling**. Dies ist die Zeit der Wiedergeburt nach dem Tod oder Schlaf des Winters, die Zeit, aus dem Winterschlaf zu erwachen und nach neuen Anfängen Ausschau zu halten. Es ist Zeit zu säen und neue Ideen zu entwickeln.

Holz

Was symbolisiert der Frühling in Ihrem Leben? Was muss in Ihrem Leben wiedererweckt, erneuert oder neu geboren werden? Was müssen Sie jetzt säen, damit Sie in der Zukunft eine reiche Ernte einbringen können?

Die **Klimametapher** des Elements Holz ist der **Wind**. Der Wind ist geheimnisvoll und steht für das Unbekannte. Wir wissen nicht, wann und woher er kommt. Der Wind kann erfrischen, er kann uns helfen uns erneut anzustrengen, er kann aber auch scharf und zerstörerisch sein und uns Chaos bescheren. Der Wind stellt die Gnade dar, den unverdienten Gefallen, er kann aber auch verletzen, ohne dass man jemand dafür die Schuld geben könnte.

Was könnte Wind in Ihrem Leben symbolisieren? Brauchen Sie eine „frische Brise", einen Frühjahrsputz oder werden Sie von Ungewissheit und Veränderung fortgeweht?

Der **Geruch**, der mit dem Element Holz verbunden ist, ist „**ranzig**", so, wie verdorbenes Öl oder Fett riecht. Wir können uns übrig gebliebenes Öl, übrig gebliebene Vorräte vorstellen, die den Winter überdauert haben, jetzt aber ersetzt werden müssen. Das könnte auch für jedes der Hormone gelten, die sich auf alle Emotionen und ihre Regulation beziehen. Dabei könnten wir an die Fette und Öle des Körpers denken, die unsere Bewegungen geschmeidig machen oder durch mangelnde Aktivität und Zirkulation träge, zähflüssig und ranzig werden.

Was bedeutet ein ranziger Geruch in Ihrem Leben? Was müssen Sie loslassen, das einmal nützlich war, jetzt aber ranzig ist? Fühlen Sie sich körperlich, emotional, mental oder spirituell zähflüssig? Wie können Sie Dinge in eine reibungslose Bewegung versetzen?

Der **Geschmack**, der zum Element Holz gehört, ist „**sauer**". Sauer kann bedeuten, dass Gutes schlecht geworden ist, wie verdorbene Milch, oder dass etwas, das entsprechend ausgeglichen oder verdünnt köstlich schmeckt, zu stark konzentriert wurde, wie Limonade. Es kann an der Zeit sein Altes hinauszuwerfen, um Platz für Neues zu schaffen, oder Ihre Einstellungen oder Ressourcen zu verändern, um zu einem positiven Ergebnis zu kommen. Sauer könnte sich auch auf eine schlechte – verdrossene, mürrische – Einstellung beziehen.

Wofür steht der saure Geschmack in Ihrem Leben oder in Bezug auf Ihr Ziel? Ist etwas, das gut war, schlecht geworden? Müssen Sie saure Zitronen in Zitronenlimonade umwandeln?

Die **Emotion**, die zum Element Holz gehört, ist **Wut**. Hinter der Wut verbergen sich oft andere Gefühle wie Kummer oder Angst. Wir können wütend werden, um alte Wunden zu schützen, Wut kann aber auch eine Reaktion auf Angst vor einer Gefahr oder auf einen empfundenen Angriff oder eine Beleidigung sein, gleichgültig, ob körperlich, emotional oder anderer Art. Wenn wir feststellen, dass wir gewohnheitsmäßig mit Wut reagieren, so hilft uns das, unseren Kummer und unsere Ängste zu erkennen, das eigentliche Objekt der Wut auszumachen und entsprechend zu reagieren. Wut kann zu Freude werden, wenn wir uns bewusst machen können, woher sie kommt, und wenn wir dann das Feuer unserer Leidenschaften schüren, damit wir entsprechend reagieren – uns verändern oder wachsen.

Was bedeutet Wut in Ihrem Leben oder in Bezug auf Ihre Ziele? Sind Sie wütend auf sich selbst oder jemand anderen? Richtet sich Ihre Wut gegen die richtige Person oder Sache? Müssen Sie Ihre Ausbrüche oder Leidenschaften ganz generell in sich erst entfachen, um zu wachsen und Ihre Ziele zu erreichen?

Der **stimmliche Ausdruck**, der zum Element Holz gehört, ist **Schreien**. Schreien kann ganz besonders zur Wut gehören, damit kann aber auch jedes andere starke Gefühl ausgedrückt werden. Man kann aus Freude, Vergnügen, Mitgefühl, Kummer, Angst, Furcht und aus vielen anderen Gründen schreien. Schreien kann bedeuten, seinen Emotionen, seiner Botschaft oder seiner Geschichte eine Stimme zu verleihen. Diese kann Freude oder Entschlossenheit verkünden, ein Aufschrei von Schock oder Überraschung oder eine Warnung vor Gefahr sein, sie kann sich in einem Angst- oder Schmerzensschrei, in einem Brüllen zum Anfeuern, in einem Ausruf des Lobes oder in Verherrlichung und anders äußern. Wenn wir blockiert sind, kann unsere Energie im Ungleichgewicht sein, wir können uns dann stimmlich gar nicht oder nur unzulänglich äußern. Schreien kann viel Kraft geben und große Erleichterung verschaffen; schreien wir aber gewohnheitsmäßig, so sollten wir überprüfen, ob Motive und Umstände dieses Verhalten rechtfertigen.

Wofür steht Schreien in Ihrem Leben? Können Sie sich ausdrücken und Ihren Gefühlen und Ideen eine Stimme geben? Lassen Sie aus Wichtigtuerei, Angst oder Unsicherheit eine Menge „heiße Luft“ ab? Weswegen müssen Sie schreien oder wen müssen Sie anschreien, um Ihre Ziele zu erreichen?

Es heißt, das Element Holz stärke die **Bänder**. Die Bänder kann man sich als „Sicherheitsketten“ für die Muskeln vorstellen; sie halten uns noch zusammen, wenn ein Muskel einmal nicht funktioniert. Die Bänder stellen auch sekundäre oder Stützsysteme dar, die verhindern, dass Fehlfunktionen oder Fehler in den primären Systemen zu größeren Schäden führen.

Sorgen Sie für die Risiken in Ihrem Leben entsprechend vor oder müssen Sie Ihre Absichten immer bis „auf den letzten Drücker“ aufschieben und Ihre Ziele auf diese Weise erreichen, selbst wenn es dabei zu kleineren Missgeschicken kommt? Laufen Sie gewohnheitsmäßig auf Notstrom oder auf Ihren sekundären Systemen und riskieren damit einen totalen Zusammenbruch?

Die Metapher der **persönlichen Stärke** beim Element Holz ist die **Geburt**. Wir können uns ein Kind vorstellen, das das Licht der Welt erblickt, aber Geburt symbolisiert auch alle Neuanfänge für das

Leben, für Ideen und Projekte und andere Dinge. Geburt kann sich auf unsere eigene körperliche Geburt und auf die Neuanfänge im Leben beziehen. Haben wir das Gefühl, dass wir mit unserer persönlichen Kraft nicht mehr in Kontakt sind, dann kann es sehr wichtig sein, sich auf den eigenen Ursprung oder die ursprünglichen Absichten zu besinnen, wenn man ein bestimmtes Projekt beginnt. Vielleicht wenden wir Energie für Dinge auf, die wenig oder gar nichts mit unseren Träumen und Sehnsüchten zu tun haben.

Was symbolisiert Geburt in Ihrem Leben? Wie steht Ihre eigene Geburt und die Geschichte der frühen Kindheit mit Ihrem Leben und mit Ihrem Ziel in Beziehung? Müssen Sie noch einmal neu anfangen? Gibt es etwas, das Sie herauslassen oder dem Sie ans Licht der Welt verhelfen müssen, um Ihre persönliche Kraft auszudrücken, oder fangen Sie zu viele neue Dinge an und setzen mehr in die Welt, als Sie betreuen, erhalten und genießen können?

Die **Glaube/Weltsicht-Metapher** des Elements Holz meint eine Weltsicht, in der Struktur und Funktion getrennt zu existieren scheinen. Man sieht und versteht nicht, wie Strukturen und Prozesse die ablaufenden Funktionen beeinflussen. Es handelt sich um Wahrnehmung ohne Einbeziehung des Zusammenhangs von Ursache und Wirkung. Prozesse und Systeme erscheinen als ihrem Wesen nach unsichtbar und geheimnisvoll. Dies entspricht dem Stadium des Säuglingsalters vor der Ausprägung des Glaubens und dem frühkindlichen Stadium der Intuition. Man kann dies als **intuitiv-projektiven Glauben** bezeichnen. Wir beginnen, ein gewisses Getrenntsein zwischen der Welt und uns wahrzunehmen, und bedienen uns der Sprache und der Symbole, um uns Bedeutungszusammenhänge zu erschließen. In diesem Stadium ist es für uns schwer, Ursache und Wirkung zu erkennen, und wir sind **dem „magischen Denken" verhaftet**. Imagination, Traum und bildhafte Sichtweisen sind für die Bedeutungsfindung in diesem Stadium wichtig. Wir halten unseren eigenen Standpunkt für den einzig existierenden und gehen davon aus, dass alle anderen die Dinge in exakt der gleichen Weise sehen wie wir. Wir neigen dazu, aufgrund unserer impliziten Glaubensmuster zu handeln, ohne dass wir uns ihrer bewusst sind. Es mag eine Tendenz zum gedankenlosen Sprechen oder Handeln bestehen, manchmal aus einer inneren Weisheit heraus, manchmal aus Unwissenheit. Das könnte sich darin zeigen, dass man „das Richtige" sagt, ohne überhaupt zu wissen, woher man die Worte hat, oder es kann dazu führen, dass man Dinge verdreht oder durcheinander bringt.

Haben Sie immer angenommen, dass Ihr eigener Standpunkt sich mit dem aller anderen Menschen deckt, oder glauben Sie, dass es nur *eine* richtige Meinung gibt? Müssen Sie Ihre Intuition, Ihre kreative Sichtweise und Traumbilder einsetzen, um zu neuen Ansichten zu kommen, oder sind Sie in Ihre eigene Traumwelt eingesponnen, kümmern sich nicht um Ursache und Wirkung und gehen davon aus, dass die anderen das akzeptieren werden, was Ihnen richtig erscheint?

Der Gallenblasenmeridian

Maximalzeit des Gallenblasenmeridians: 23–1 Uhr

Die Gallenblase ist ein kleines Organ, das die insbesondere der Fettverdauung dienende Galle aus der Leber speichert und konzentriert. Sobald das Fett aus dem Magen im Duodenum (Zwölffingerdarm) ankommt, kontrahiert sie sich und setzt die Gallenflüssigkeit frei. Die Funktion, auf der Zellebene für den Fettstoffwechsel zu sorgen, hat auch Bezug zu den feinen Energien des Gallenblasenmeridians.

> Wie funktioniert die Verdauung dicker Brocken in Ihrem Leben? Lockern Sie Ihr Leben genügend mit klarem Wasser auf? Oder sind Sie starrer und mehr verdichtet, als Ihnen gut tut? Müssen Sie sich mehr am Wesentlichen orientieren, um mit den dicken Brocken in Ihrem Leben fertig zu werden, oder gibt es *zu viele* dicke Brocken in Ihrem Leben?

Die dem Gallenblasenmeridian zugeordneten Muskeln:

Der Deltoideus anterior

Dieser Muskel beugt zusammen mit dem Coracobrachialis bei angewinkeltem Ellenbogen die Schulter wie beim Kämmen. Er hat Bezug zum Gallenblasenmeridian, insbesondere was die Konzentration bzw. Abgabe der Galle zur Verdauung schwerer und dichter Substanzen wie Fett betrifft. Eine Schwäche in diesem Muskel zeigt sich manchmal in Form von Kopfschmerzen aufgrund von Ernährungsfehlern oder fettem Essen.

Spüren Sie diesen vorne an der Schulter nahe dem Schlüsselbein gelegenen Muskel bei etwa um 20° vom Oberschenkel angehobener Hand, wobei die Handfläche nach unten zeigt.

Test: Den Arm gestreckt ca. 45° nach vorne und leicht zur Mitte bringen, die Handfläche zeigt nach unten. An der Schulter der Testseite stabilisieren. Druck wird etwas oberhalb des Handgelenks in Richtung Oberschenkelmitte ausgeübt.

Gallenblase: 23 - 1 Uhr

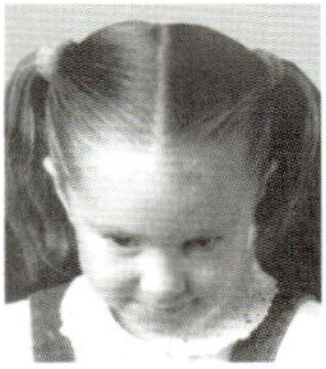

Deltoideus anterior: Vitamin A, C
Popliteus: Vitamin A

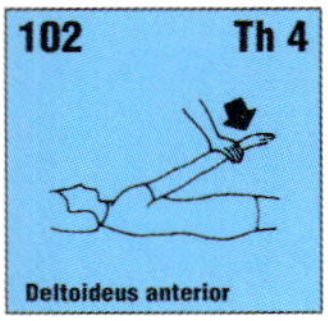

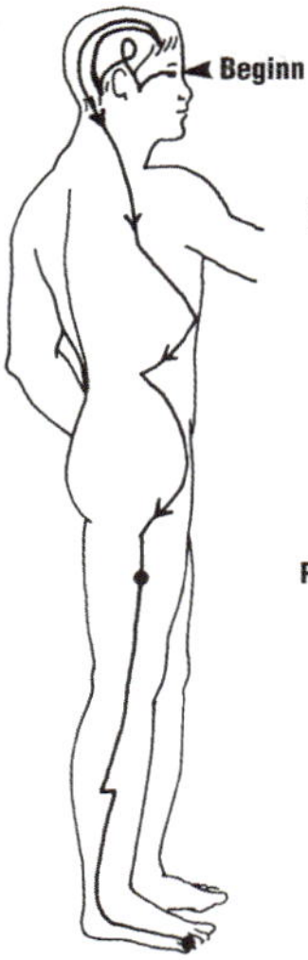

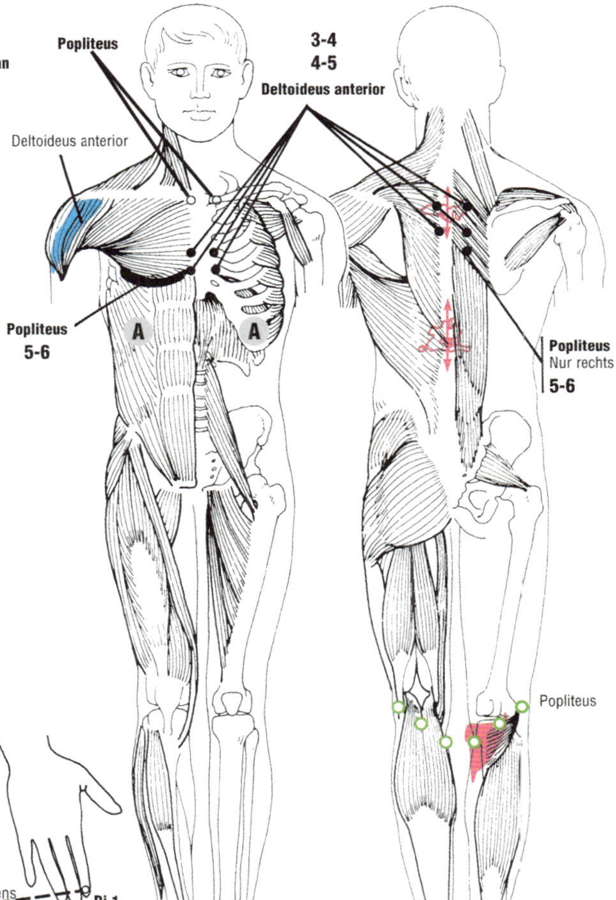

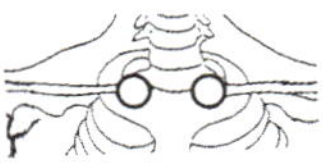

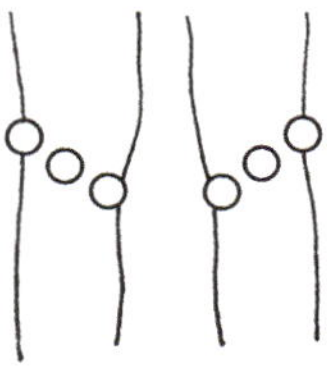

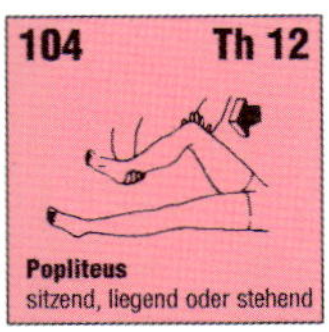

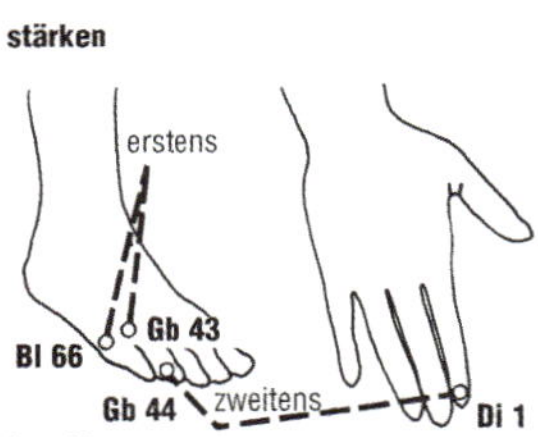

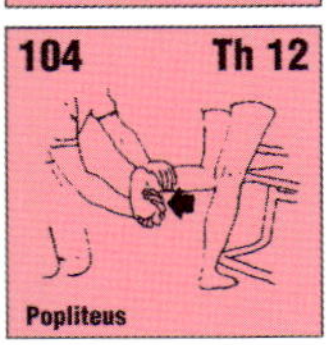

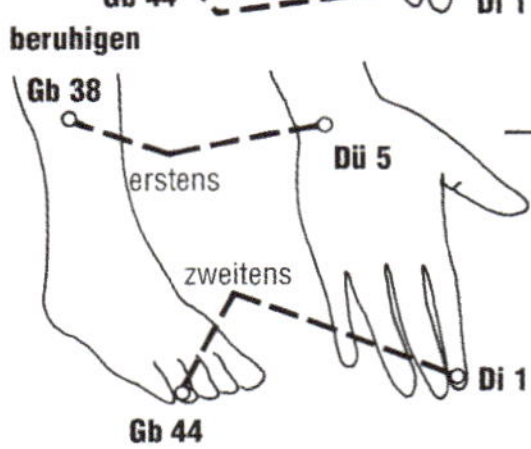

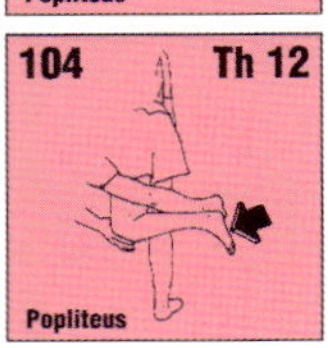

Achten Sie zu viel oder zu wenig auf Einzelheiten im Umgang mit sich selbst? Können Sie für Ihren Kopf „Sorge tragen" oder tun Sie Dinge, die im wörtlichen oder übertragenen Sinn zu Kopfschmerzen führen? Haben Sie das Gefühl, dass Sie zu viel konzentrierte Gallenflüssigkeit haben, oder werden Sie von den dicken Brocken in Ihrem Leben überwältigt? Müssen Sie die Menge der harten, schwer verdaulichen Dinge in Ihrem Leben auflösen oder begrenzen?

Der Popliteus

Dieser Muskel dreht den Fuß und das Knie nach innen und beugt das Bein. Wenn er gehemmt ist, besteht eine vermehrte Neigung zu Knieverletzungen. Manchmal hat er auch Bezug zu Nackenschmerzen. Bei allen Problemen mit dem Knie sollte man sich mit diesem Muskel sorgfältig beschäftigen; vor allem bei wiederholtem Testen kann sich zeigen, dass man die neurolymphatischen Reflexpunkte länger massieren muss. Der Popliteus hat Bezug zum Gallenblasenmeridian, insbesondere was die Konzentration bzw. Abgabe der Galle zur Verdauung schwerer und dichter Substanzen wie Fett betrifft. Eine Schwäche in diesem Muskel zeigt sich manchmal als Kopfschmerz aufgrund von Ernährungsfehlern oder fettem Essen.

Spüren Sie diesen kleinen Muskel hinter dem Knie, wenn Sie mit frei hängenden Beinen sitzen, wobei der Fuß nach innen gedreht ist und parallel zum Boden steht.

Test: Das Knie wird gebeugt und nach außen fallen gelassen, das Bein wird am Knöchel angehoben und stabilisiert Druck übt man gegen die Außenseite des Knies nach innen aus, um den Unterschenkel in Bezug zum Oberschenkel zu drehen. Ist der Popliteus stark, kann man diese Zugrichtung in der Hüftmuskulatur spüren. Alternativer Test: Bilden Sie an Knie und Knöchel rechte Winkel und drehen Sie den Unterschenkel völlig nach innen. Stabilisieren Sie den Knöchel. Üben Sie Druck gegen die Innenseite des Fußes aus, um ihn nach außen zu drehen. Wird der Test korrekt ausgeführt, spürt die Testperson die Beteiligung des Muskels beim Test.

Welche Kleinigkeiten stören im wörtlichen oder übertragenen Sinn Ihre Bewegungen? Führen scheinbar kleine und/oder nicht dazugehörende Dinge zu Nackenschmerzen? Haben Sie das Gefühl, dass Sie zu viel konzentrierte Gallenflüssigkeit haben, oder werden Sie von den dicken Brocken in Ihrem Leben überwältigt? Müssen Sie die Menge der harten, schwer verdaulichen Dinge in Ihrem Leben auflockern oder begrenzen?

Der Lebermeridian

Maximalzeit des Lebermeridians: 1–3 Uhr

Man kennt von der Leber mehr Funktionen als von jedem anderen Organ. In jede Zelle sind mehr Anweisungen einprogrammiert als im differenziertesten Computerprogramm und der Lebermeridian kann eine große Anzahl der Anweisungen zur Absorption und Entgiftung aktivieren. Die Leber ist das größte Organ des Körpers und am aktivsten, während Sie schlafen. Während der Körper ruht, soll die Leber Blut speichern und besonderen Einfluss auf den Unterbauch ausüben, und so gilt sie für den Menstruationszyklus und die Sexualität der Frau als besonders wichtig. Der Lebermeridian ist an der Verdauung, dem Stoffwechsel, der Speicherung und Verteilung von Nährstoffen, der Filtration, Entgiftung und Immunfunktion beteiligt.

Kommen Sie mit Ihren vielfachen Verantwortlichkeiten zurecht? Sind Sie im wörtlichen oder übertragenen Sinn offen für zu viele Dinge und werden überschüttet (vergiftet)? Oder sollten Sie *mehr* aufnehmen (absorbieren)? Was muss in Ihrem Leben entgiftet werden, was müssen Sie loslassen? Was muss reinigend, läuternd oder nährend in Ihr Leben Eingang finden?

Die dem Lebermeridian zugeordneten Muskeln:

Der Pectoralis major sternalis

Dieser Muskel bewegt den Arm nach innen, dreht und zieht ihn nach vorne. Die Testbewegung lässt an Öffnen, Loslassen oder das Erheben der Arme in Sieg oder Niederlage denken und hat Bezug zu den mehr als 500 hauptsächlich absorbierenden und entgiftenden Funktionen der Leber.

Spüren Sie hin, wie sich dieser Brustmuskel zwischen dem Brustbein und dem oberen Oberarm zusammenzieht, wenn der ausgestreckte Arm mit nach unten zeigendem Daumen zur Körpermitte hinuntergeführt wird.

Leber: 1-3 Uhr

Vitamin A, F, Methionin

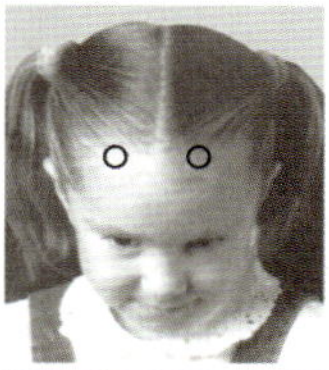

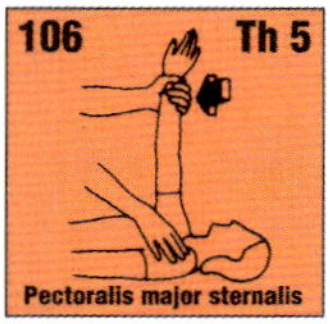

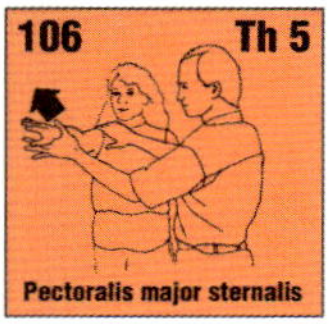

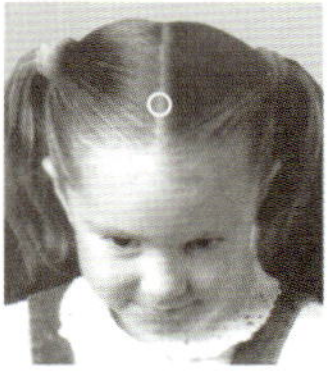

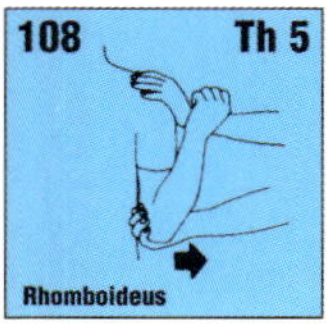

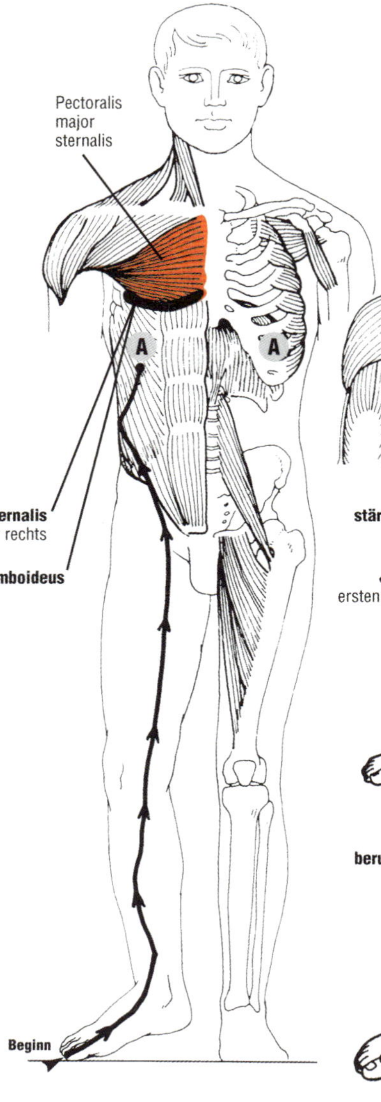

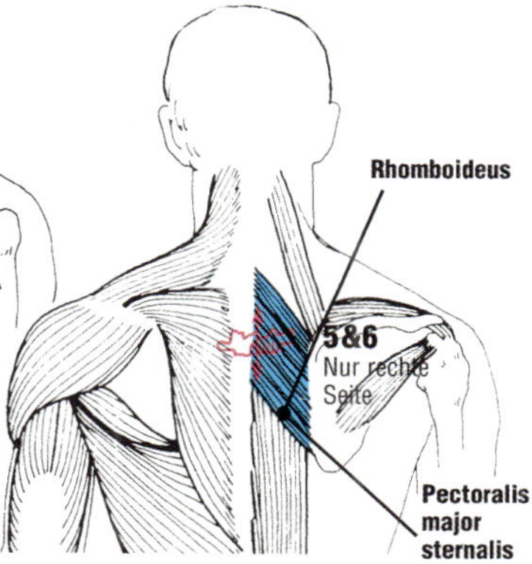

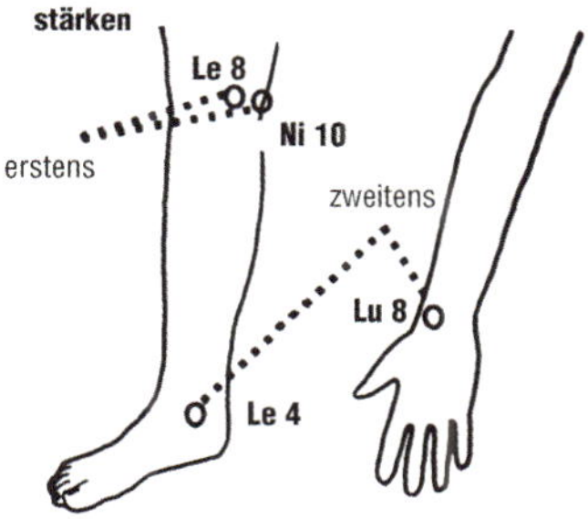

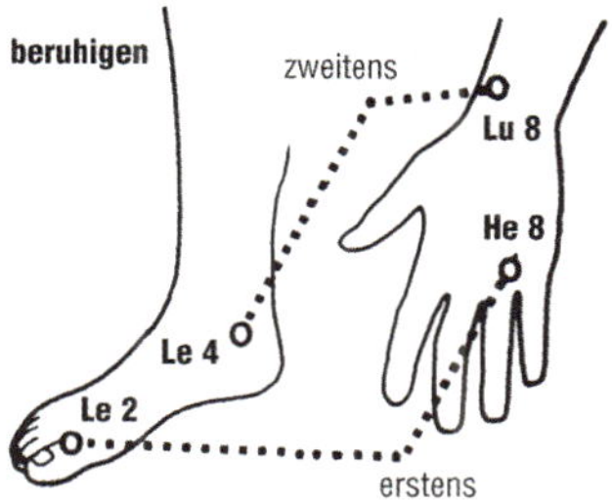

Lebermeridian

Test: Den Arm rechtwinklig zum Rumpf, leicht zur Körpermitte hin gerichtet ausstrecken. Die Hand wird so gedreht, dass der Daumen in Richtung Füße zeigt. Druck wird auf den Unterarm nach schräg außen (etwa 45°) und oben ausgeübt.

Sind Sie im wörtlichen oder übertragenen Sinn offen für zu viele Dinge und werden überschüttet (vergiftet)? Oder sollten Sie *mehr* aufnehmen (absorbieren)? Was muss in Ihrem Leben entgiftet werden, was müssen Sie loslassen? Was muss reinigend, läuternd oder nährend in Ihr Leben Eingang finden?

Der Rhomboideus

Dieser Muskel auf der Rückseite der Schultern dreht und zieht das Schulterblatt nach innen. Er arbeitet zusammen mit dem Levator scapulae und ist selten schwach. Er hat ebenfalls Bezug zu den mehr als 500 hauptsächlich absorbierenden und entgiftenden Funktionen der Leber.

Spüren Sie hin, wie sich dieser Muskel zwischen den Schulterblättern und der Wirbelsäule zusammenzieht, wenn Sie Ihre Schulterblätter in Richtung Wirbelsäule zusammenbringen und Ihre Schultern nach oben Richtung Ohren ziehen.

Test: Der Ellenbogen wird angewinkelt, der Oberarm seitlich am Oberkörper angelegt. Die Schultern werden nach oben und hinten gebracht, die Schulterblätter mit Hilfe des Rhomboideus näher zusammengebracht. Die gleichseitige Schulter wird stabilisiert und Druck gegen die Innenseite des Oberarms / die Ellenbogen nach außen ausgeübt. (Der Test ist ähnlich wie der für den Levator scapulae, aber ohne dass man den Ellenbogen zur Hüfte bringt.)

In welcher Hinsicht machen Sie dicht? Hängen Sie an zu vielen vergiftenden Emotionen oder halten Sie anderes toxisches Material zurück? Müssen Sie eine defensive Haltung einnehmen?

Das Element Metall und seine Metaphern

Meridiane: Lungen- und Dickdarmmeridian

Die Metapher des Elements Metall entspricht den gehärteten, verdichteten Materialien, die sich in der Erde bilden. Das Element Erde bringt das Element Metall hervor, dies wird durch die sich in der Erde bildenden verdichteten Erze, Mineralien oder Salze symbolisiert. Metall bringt Wasser hervor, symbolisiert durch das Kondensieren von Wasser auf einer Metalloberfläche. Metall wird vom Feuer kontrolliert, das es schmilzt und reinigt und ihm eine besondere Form verleiht. Metall kontrolliert Holz. Als metallene Klinge kann Metall Holz zerkleinern und für viele Zwecke verändern. Das Element Metall kann auch mit Härte in Verbindung gebracht werden, mit der man sich zum eigenen Schutz umgibt, in Form von Rüstungen, Werkzeugen oder Waffen, es kann sich aber auch auf das Schmücken mit glänzendem Metall beziehen.

> Brauchen Sie eine „harte Schale", Schranken oder Grenzen, um sich vor den Forderungen oder Aggressionen von Mitmenschen zu schützen, oder müssen Sie sich mehr öffnen, Ihren Schutzschild senken oder Ihre Maske abnehmen, um mit Menschen zu kommunizieren? Sind Sie zu streng oder nicht streng genug zu sich selbst oder anderen? Konzentrieren Sie sich zu sehr auf Schmuck und Äußerlichkeiten oder müssen Sie mehr darauf achten, wie Sie Ihren inneren Reichtum und Ihr Potenzial darstellen und pflegen?

Die **Farbmetapher** des Elements Metall ist **Weiß**. Weißes Licht wird mit Eigenschaften wie ehrbar, ehrlich, vertrauenswürdig usw. assoziiert. Man kann sich aber auch poliertes, glänzendes, Licht reflektierendes Metall darunter vorstellen.

Was bedeutet die Farbe Weiß für Ihr Leben in Bezug auf Ihre aktuellen Lebensziele? Gibt es in Ihrem Leben genug vom reinen, weißen Licht der Wahrheit oder sind Sie durch den bloßen Anschein von Wahrheit getäuscht, durch die Brillanz glänzender Gegenstände geblendet worden?

Die **Jahreszeitmetapher** des Elements Metall ist der **Herbst**, die Zeit der Ernte. Wir können uns vorstellen, wie die letzte Ernte eingebracht und die Nahrung für den Winter eingelagert wird; wir haben die Schönheit der wechselnden Farben des Laubes vor Augen, bevor es zu Boden fällt.

Was in Ihrem Leben gehört zum Herbst? Konnten Sie die Früchte Ihrer Arbeit ernten oder ist Ihr Ertrag von Unheil heimgesucht oder durch Unachtsamkeit verdorben worden?

Die **Klimametapher** des Elements Metall ist die **Trockenheit**. Wir können uns das Bild einer Wüste vorstellen, die generell sehr trocken, aber dennoch voller Leben ist, das sich an die Klimabedingungen angepasst hat. In zu großer Trockenheit kann selbst der Kaktus nicht überleben, der normalerweise in heißem und trockenem Klima üppig gedeiht. Durch zu große Feuchtigkeit jedoch, vor allem wenn sie ganz plötzlich hereinbricht, kann es zu Überflutungen und massenhaften Entwurzelungen oder vielleicht zu Wurzelfäule durch Staunässe kommen.

Was könnte Trockenheit in Ihrem Leben symbolisieren? Brauchen Sie ein wenig mehr Feuchtigkeit, um Reibungsverluste zu vermeiden und Wachstum zu fördern, oder gibt es bei Ihnen zu viel Staunässe oder gar eine Überflutung? Müssen Sie sich mit Nahrhaftem (dem Leben spendenden Wasser) sättigen und mehr davon speichern oder brauchen Sie eine Chance „auszutrocknen“?

Die **Geruchsmetapher** des Elements Metall ist „**verrottet, verdorben**". Wir können uns darunter etwas Überreifes vorstellen, das sich zu zersetzen beginnt, wie abgefallene Blätter oder Fallobst. Vielleicht ist ein Bereich Ihres Lebens von unmoralischem oder „verdorbenem" Verhalten betroffen oder solchen Einflüssen ausgesetzt. Vielleicht ist „etwas faul im Staate Dänemark".

> Was ist faul, verdorben in Ihrem Leben? Kennen Sie den Geruch, der Dingen anhängt, die sterben müssen, damit andere Dinge wachsen können? Oder haben Sie gar zugelassen, dass Gutes und Wertvolles verdirbt, fault und vergeudet wird?

Die **Geschmacksmetapher** des Elements Metall ist „**scharf**". Stellen Sie sich etwas sehr Pikantes vor, das Ihre Geschmacksnerven angreift, das brennt oder beißt. „Scharf" oder „gewürzt" kann eine Metapher für alles Anziehende, Stimulierende, Aufregende oder Quälende in Ihrem Leben sein.

> Gibt es genügend Schärfe und Würze in Ihrem Leben oder ist es zu scharf, schmerzlich oder gefährlich? Müssen Sie „die Dinge aufpeppen", um Ihr Ziel zu erreichen, oder hätten Sie mit einer sanfteren Methode mehr Erfolg?

Die **Emotionsmetapher** des Elements Metall ist **Trauer**. Sie können sich vorstellen, wie Sie vor einem Grabstein stehen und schmerzlich leiden, weil Sie einen Verlust zu beklagen oder etwas zu bedauern haben. Vielleicht haben Sie einen Fehler gemacht, eine Gelegenheit verstreichen lassen, jemand Nahestehenden verloren oder ein Missgeschick, Ungemach oder eine totale Katastrophe erlitten. In unserer westlichen Kultur ist das Trauern als kulturelle Leistung oder Verhaltensweise (*concept*) fast völlig verloren gegangen. Hier hören wir immer nur: „Du musst darüber hinwegkommen" oder „Das Leben geht weiter." Die Folge davon kann sein, dass wir nichts und niemandem in unserem Leben mehr Wert beimessen, dass wir chronisch gefühllos, hart oder gleichgültig werden. Oft müssen wir, um weiterzukommen, den Schaden oder Verlust, den wir erlitten haben, erkennen, den Schmerz ausdrücken und realistisch einschätzen können, worüber wir „hinwegkommen" und was wir als dauerhaften Bestandteil unseres Lebens akzeptieren müssen.

> Was muss aufgegeben, losgelassen werden oder sterben dürfen, damit Sie Ihre Ziele erreichen können? Was haben Sie verloren, was hat Sie verletzt, das Sie erkennen und worüber Sie trauern müssen?

Die Metapher des **stimmlichen Ausdrucks** beim Element Metall ist **Weinen**. Wir können uns vorstellen, wie Tränen über ein Gesicht rinnen. Diese Tränen werden vielleicht aus Traurigkeit, Angst oder Trauer vergossen, wir können aber auch vor Freude oder Ehrfurcht, aus Zuneigung, Mitgefühl, Mitleid, ja sogar vor Wut weinen. Den Tränen im angemessenen Rahmen freien Lauf zu lassen ist gesund und hilft uns, unser Gleichgewicht und unsere Ganzheit zu bewahren. Sind wir zu sehr verhärtet, um zu weinen, kann unsere Lebensenergie blockiert werden. Wenn jemand sagt: „Ich weine nie", kann das ein Zeichen für nicht verheilte Wunden sein oder dafür, dass er sich in einem verhärteten Zustand der Belagerung befindet. Es gibt Zeiten, in denen wir „die Ohren steif halten" müssen, um zu überleben oder mit einer Situation fertig zu werden; die Tränen völlig zurückzuhalten oder zu verleugnen kann jedoch vergiftend wirken.

> Welchen Bezug hat Weinen zu Ihren gegenwärtigen Zielen? Halten Sie zu viele Tränen zurück oder neigen Sie dazu, bei unpassenden Gelegenheiten zu weinen?

Dem Element wird nachgesagt, es stärke die **Haut** und die **Körperhaare**. Damit könnte gemeint sein, wie man sich persönlich pflegt oder auf sein Äußeres achtet, wie man sich selbst darstellt oder wie man auf sich Acht gibt. Die Haut ist ein großes Organ und spielt bei der Entgiftung eine wichtige Rolle. Die Haut „atmet" tatsächlich. Haut und Haare können als „Schutzschilde" oder „Antennen" wirken. Wir können uns kampflos in unseren Schutzmantel zurückziehen oder uns auf alle Schwingungen, die wir wahrnehmen, mit Haut und Haaren einlassen.

Übernehmen Sie selbst die Verantwortung für Ihre persönliche Hygiene und zeigt sich das in Ihrer Erscheinung? Übernehmen Sie genug oder zu wenig Verantwortung dafür, wie andere Sie wahrnehmen? Sind Sie „dünnhäutig“ oder eher „dickhäutig“?

Die Metapher der **persönlichen Stärke** beim Element Metall ist **Ausgleichen**. Sie können sich Waagschalen als Symbol des Gleichgewichts oder für Yin und Yang vorstellen.

In welcher Weise brauchen Sie mehr Ausgleich, um mehr Kraft zum Erreichen Ihrer Ziele zu haben? Welche Bereiche Ihres Lebens sind im Ungleichgewicht und vermindern nach eigener Erfahrung Ihre Kraft?

Die **Glaube/Weltsicht-Metapher** des Elements Metall bezieht sich auf das frühe Erwachsenenalter. In dieser Phase sind alle „Teile“ Ihres Lebens integriert und bilden ein Gesamtsystem. Alle Strukturen und Funktionen sind ein Spiegelbild dafür, wie die aufeinander einwirkenden Beziehungen organisiert sind. Dies ist die **Phase des verantwortlichen Glaubens oder der „individuativ-reflexiven“ Glaubensmuster**. In diesem Stadium beginnen wir, uns für unseren eigenen Lebensstil, unsere Glaubensmuster und Einstellungen verantwortlich zu fühlen. Wir arbeiten am Aufbau einer individuellen, rationalen, funktionalen Weltsicht. Symbole werden als abstrakt bzw. metaphorisch betrachtet und nicht als etwas, das eine einzelne, buchstäbliche, festgelegte Bedeutung hat. Paradoxien, Polaritäten und die Vielschichtigkeit werden in diesem Stadium als Herausforderung begriffen, wir loten unsere persönlichen Prioritäten aus und versuchen, zwischen relativen und absoluten Wahrheiten zu unterscheiden.

Haben Sie das Gefühl, dass Sie für Ihre Glaubensmuster und Ihre Handlungen selbst die Verantwortung übernehmen können, oder glauben Sie, dass Ihr Leben davon geprägt wird, welche Rollen Sie für andere spielen und welche Bedeutung Sie im Leben anderer haben? Nehmen Sie Ihre Glaubensmuster zu wörtlich oder lassen Sie sie eher mal außer Acht?

Der Lungenmeridian

Maximalzeit des Lungenmeridians: 3–5 Uhr

Während wir ein paar Tage ohne Wasser und eine oder zwei Wochen gut ohne Nahrung auskommen können, geht es ohne Luft meist nicht länger als etwa drei Minuten. Die Lungen sind unser Hauptorgan für die Atmung und den Austausch der Gase, hauptsächlich Sauerstoff und Kohlendioxid; sie dienen als primäre und wesentliche Quelle der Lebensenergie und gleichermaßen als wichtiges Ausscheidungsorgan. Die Lungen stellen uns darüber hinaus die Luft zum Sprechen und zum Erzeugen anderer Töne zur Verfügung. Zusätzlich zur Aufnahme von Luft (Sauerstoff) wird dem Lungenmeridian auch die Aufnahme und Abgabe des Chi und die Regulierung seines Status in der ganzen Persönlichkeit zugeschrieben.

Können Sie problemlos atmen bzw. sprechen? Fließt die frische Luft frei und funktioniert die Einatmung ohne Probleme, damit Ihre zahlreichen Lebensfunktionen versorgt werden, oder fühlen Sie sich im wörtlichen oder übertragenen Sinn eingeengt und gehemmt beim Sprechen? Was müssen Sie in Ihrem Leben anheben? Loben Sie zu viel oder zu wenig? Müssen Sie schreien, jubeln oder etwa etwas heraufhusten?

Die dem Lungenmeridian zugeordneten Muskeln:

Der Serratus anterior

Dieser große, starke Muskel zieht die Schulter nach vorne und hebt die Rippen. Eine Schwäche zeigt sich in der Schwierigkeit, Gegenstände mit gestrecktem Arm zu schieben. Bei chronischer Schwäche dieses Muskels werden die Schulterblätter von der Rückseite der Brust weggezogen. Damit die Atmung und die Aktivitäten, die eine gute Atemkontrolle erfordern, reibungslos ablaufen, muss dieser Muskel voll funktionsfähig sein; er hat Bezug zum Lungenmeridian. Eine beidseitige Schwäche zeigt sich manchmal in Nackenschmerzen, ein vorsichtiges Drehen von Kopf und Nacken kann lösend und schmerzlindernd wirken.

Lunge: 3 - 5 Uhr

Vitamin C, Wasser

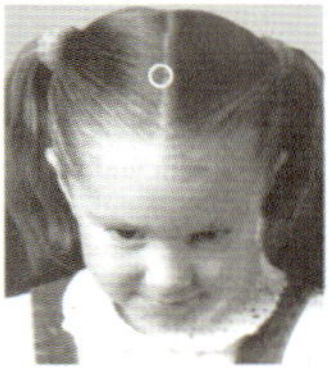

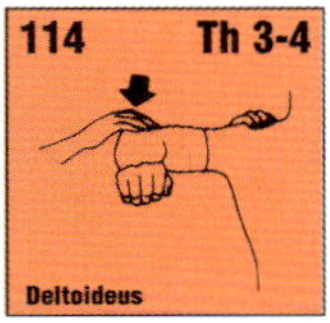

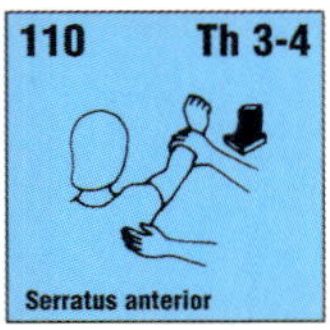

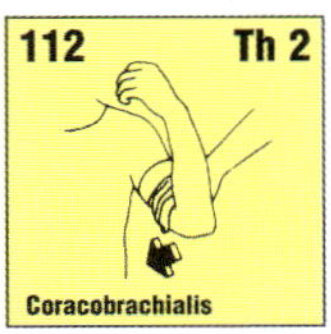

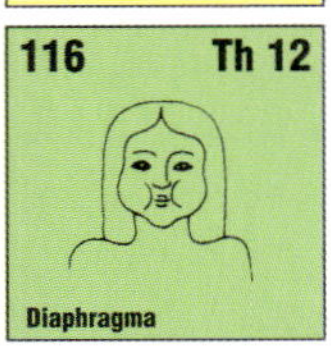

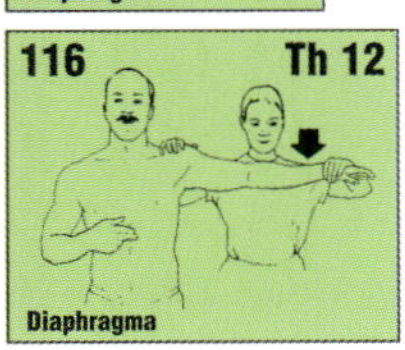

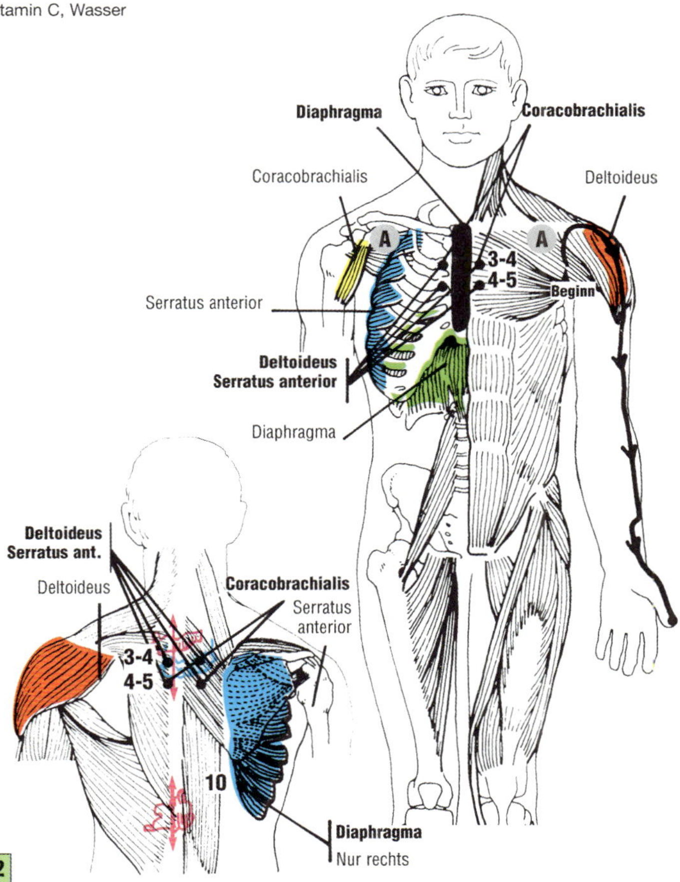

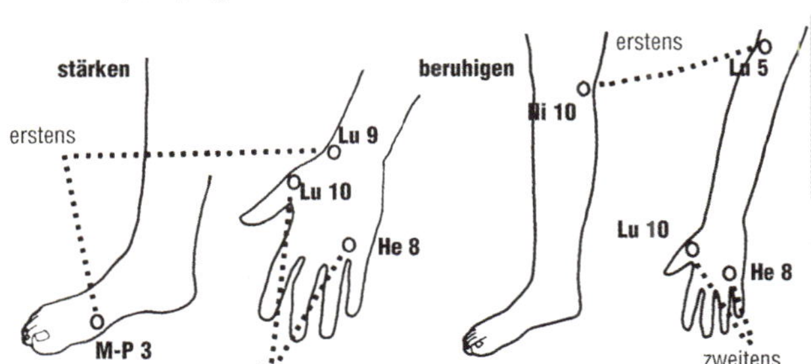

Spüren Sie hin, wie sich dieser Muskel an der seitlichen Brust zusammenzieht, wenn Sie Ihren Arm nach vorne halten und dann kräftig ausstrecken, als wollten Sie etwas anstoßen/antreiben.

Test: Der gestreckte Arme wird über die Schulterhöhe angehoben, der Daumen weist nach hinten, die Finger sind gestreckt. Stabilisieren Sie die gleichseitige Schulterblattspitze. Druck wird auf den Unterarm nach vorne ausgeübt.

Müssen Sie zum Erreichen Ihres Zieles Kraft aufwenden? Müssen Sie schieben oder anstoßen oder schieben Sie im wörtlichen oder übertragenen Sinn so stark, dass Sie Nackenschmerzen bekommen oder sogar vergessen zu atmen? Haben Sie im wörtlichen oder übertragenen Sinn Ihre Stimme verloren?

Der Coracobrachialis

Dieser kleine Schultermuskel arbeitet beim Ausstrecken des Armes über den Kopf und beim Beugen der Schulter mit abgewinkeltem Ellenbogen wie beim Kämmen mit dem Deltoideus anterior zusammen. Wenn er nicht richtig funktioniert, kommt es zu ausgedehnten Schulterschmerzen. Wie immer beim Muskeltesten innerhalb des TOUCH FOR HEALTH-Systems: Hat die Testperson Schmerzen, während sie versucht, den Muskel in der Testposition zu spüren, betrachten Sie ihn als gehemmt. (Zur Wiederherstellung der vollen Aktivität müssen die Reflexpunkte bearbeitet werden.) Die Testbewegung erinnert an eine Geste wie beim Rufen, Jubeln oder vielleicht sogar Husten; der Muskel gehört zum Lungenmeridian.

Spüren Sie diesen kleinen Muskel unter dem Deltoideus zwischen der Vorderseite des Armes und dem vorderen Teil des Schulterblattes, wenn Sie die Hand heben, als wollten Sie sich kämmen oder Make-up auflegen oder rasieren.

Test: Der Ellenbogen wird so weit wie möglich gebeugt, die Handinnenfläche weist zur Schulter, der Arm wird um 45° nach oben und vorne gedreht. Druck wird gegen den Bizeps in der Mitte des Oberarms in Richtung seitlicher Brustkorb ausgeübt.

Um bei der Metapher des Kämmens und Pflegens zu bleiben: Achten Sie zu viel oder zu wenig auf die Einzelheiten des Pflegens oder Für-sich-Sorgens? Ist es im wörtlichen oder übertragenen Sinn einfach, „Sorge" für sich „zu tragen", oder ist es schmerzlich, für sich zu sorgen? Müssen Sie schreien, jubeln oder sogar etwas heraufhusten? Haben Sie im wörtlichen oder übertragenen Sinn Ihre Stimme verloren?

Der Deltoideus

Der Muskel hebt den Arm nach oben und bewegt ihn vom Körper weg, wenn man den Ellenbogen anhebt. Er kann an Schulterproblemen beteiligt sein und er gehört zum Lungenmeridian. Bei Schwäche in diesem Muskel fällt es schwer, den Arm zu heben. Schleimbeutel befinden sich zwischen Muskel und Knochen, die sich entzünden und sogar Calciumablagerungen enthalten können. Es ist wichtig daran zu denken, dass Schmerzen, die beim Bewegen des Muskels (um ihn zu spüren) auftreten, als Schwäche betrachtet und die Reflexpunkte für die Balance und die Überprüfung eingesetzt werden sollten.

Spüren Sie diesen starken Muskel auf der Schulter, während Sie den Arm seitlich zum Kopf hinaufheben.

Test: Der Arm wird in Schulterhöhe seitlich ausgestreckt und im Hebel verkürzt, indem er im Ellenbogen 90° abgewinkelt wird. Druck wird auf den Ellenbogen nach unten ausgeübt.

Was müssen Sie in Ihrem Leben anheben? Loben Sie zu viel oder zu wenig? Müssen Sie Ihre Arme aufheben und Halleluja rufen? Nehmen Sie genug auf oder fühlen Sie sich ausgetrocknet?

Das Diaphragma (Zwerchfell)

Dieser Muskel trennt die Brusthöhle von der Bauchhöhle. Er ist der Hauptatemmuskel und gehört zum Lungenmeridian. An der Erleichterung des Sprechens und Singens ist er wesentlich beteiligt. Wenn das Zwerchfell nicht richtig funktioniert, kommt es zu vielen ungewöhnlichen Symptomen, da viele neurologische Zentren in seiner Nähe liegen. Außerdem treten Speiseröhre, Aorta, Vena cava (beides große Blutgefäße), die Vagusnerven und das große Lymphgefäß durch Öffnungen im Zwerchfell. Idealerweise unterstützt es die Funktion dieser Systeme.

Spüren Sie diesen kuppelförmigen Muskel zwischen der Wirbelsäule, den unteren Rippen und dem Brustbein. Er trennt die Brusthöhle von der Bauchhöhle. Beim Einatmen senkt er sich und schiebt den Inhalt der Bauchhöhle nach unten. Beim Ausatmen hebt er sich und unterstützt Sie beim Entleeren der Luft aus den Lungen.

Test: Funktionskreislokalisieren Sie das Zwerchfell. Legen Sie zwei Finger darüber (an der Brustbeinspitze, dem Xyphoid) und testen Sie, ob ein vorher starker Indikatormuskel schwach wird. Sie können auch an jeder Seite des Xyphoids testen. Alternativer Test: Der Atem sollte nach tiefem Einatmen mindestens 40 Sekunden angehalten werden können. Nach Bearbeiten der Reflexpunkte kann sich die Zeit um ein Drittel bis die Hälfte verlängern.

Fällt Ihnen das Atmen leicht? Fließt die frische Luft frei und funktioniert die Einatmung ohne Probleme, damit Ihre zahlreichen Lebensfunktionen versorgt werden, oder fühlen Sie sich im wörtlichen oder übertragenen Sinn eingeengt? Können Sie mühelos sprechen, ist Sprechen anstrengend oder haben Sie im wörtlichen oder übertragenen Sinn Ihre Stimme verloren? Müssen Sie singen?

Der Dickdarmmeridian

Maximalzeit des Dickdarmmeridians: 5–7 Uhr

Die Aufgabe des Dickdarms besteht darin, die letzten brauchbaren Verdauungsprodukte zu resorbieren und die Abfallstoffe zu speichern, bis sie ausgeschieden werden können. Etwa 80 Prozent der in den Dickdarm gelangenden Stoff werden resorbiert, das meiste davon ist Wasser. Der Dickdarmmeridian spielt eine sehr große Rolle im Wasserhaushalt, er entzieht den Abfallstoffen Wasser und sorgt entweder für die Resorption oder gibt es an die Blase weiter; die Abfallstoffe werden als Stuhl ausgeschieden. Der Meridian hat auch eine wesentliche Funktion bei der Ausscheidung dieser Abfallstoffe, da sich ein Ungleichgewicht im Dickdarm als körperliche, mentale, emotionale oder spirituelle Vergiftung zeigen kann.

> Halten Sie Dinge zurück, für die Sie in Ihrem Leben keine Verwendung mehr haben, oder lassen Sie *zu viel* aus Ihrem Leben verschwinden? Woran hängen Sie, das im wörtlichen oder übertragenen Sinn toxisch ist?

Die dem Dickdarmmeridian zugeordneten Muskeln:

Der Tensor fasciae latae

Der Hauptteil dieses sehr langen Muskels befindet sich am Becken, von wo ein sehr dünnes Gewebeband an der Außenseite des Beines bis unter das Knie verläuft. Dieser Muskel beteiligt sich an der Beugung des Oberschenkels sowie an der Abspreizung und Einwärtsdrehung des Beines. Wenn er schwach ist, besteht eine Neigung zu O-Beinen, der Oberschenkel dreht sich nach außen. Beim Gehen und Laufen koordiniert er das Aufsetzen des Fußes. Wird er seiner Funktion nicht voll gerecht, so wird der Fuß nach außen gedreht und die Zehen werden nicht effektiv genug für die Vorwärtsbewegung beim Gehen und Laufen eingesetzt. Dieser Muskel hat hinsichtlich der Resorption brauchbarer Nährstoffe vor der Weiterleitung der Abfallstoffe besonderen Bezug zum Dickdarmmeridian. Etwa 80 Prozent der in den Dickdarm gelangenden Stoffe werden resorbiert.

Dickdarm: 5 - 7 Uhr

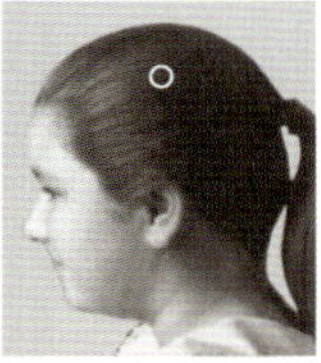

Tensor fasciae latae: Vitamin B, D, Eisen, Lactobacillus acidophilus
Unterschenkelflexoren: Vitamin E
Quadratus lumborum: Vitamin A, C, E

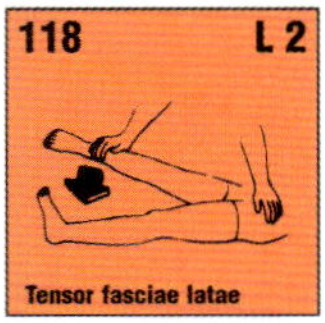

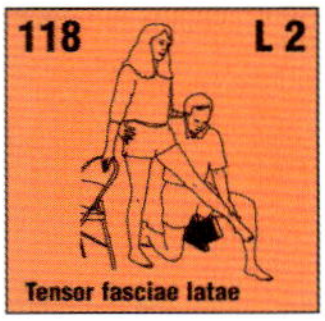

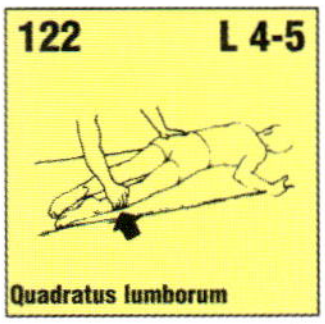

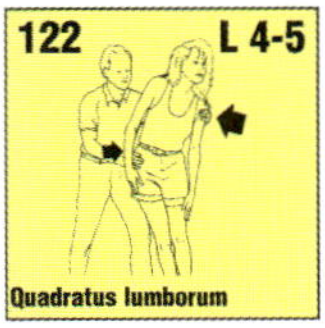

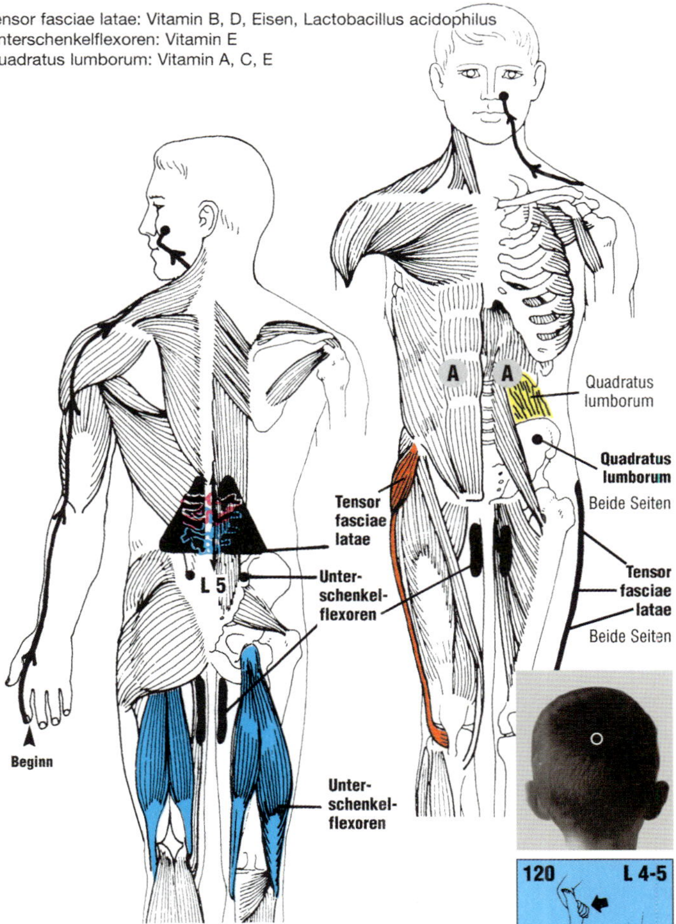

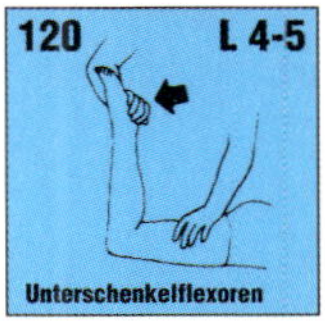

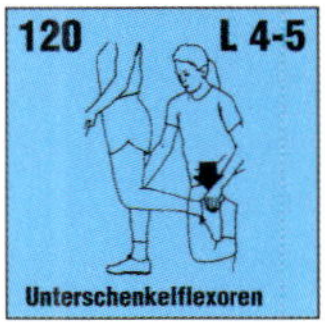

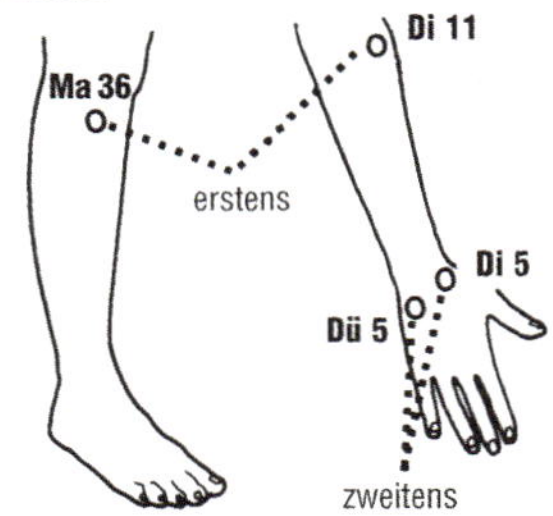

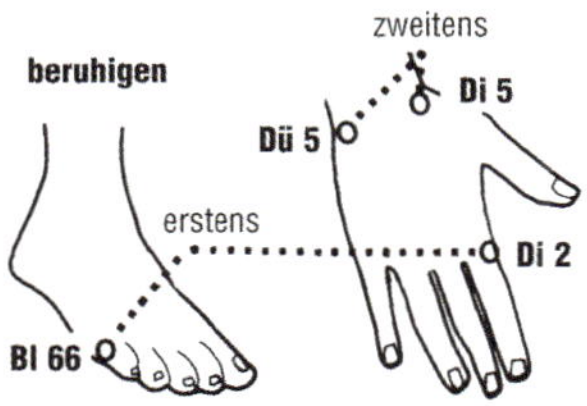

Dickdarmmeridian

Spüren Sie diesen Muskel oben und seitlich am Becken und an der Außenseite des Beines, während Sie den Fuß einwärts drehen.

Test: Das Bein wird etwa 45° angehoben und etwa 30° nach außen gebracht, der Fuß nach innen gedreht. Druck wird gegen den äußeren Knöchel nach (unten und) innen (zum anderen Bein) ausgeübt. Stabilisieren Sie die andere Hüfte, damit sich der Körper nicht dreht.

Haben Sie das Gefühl, dass Sie den Gang (oder das Rennen) Ihres Lebens kraftvoll ausschreitend meistern? Können Sie im wörtlichen oder übertragenen Sinn Ihre Beine öffnen und dennoch die Kontrolle behalten? Können Sie Ihre Beine zusammenhalten, wenn Sie das wollen? Neigen Sie dazu, das Kind mit dem Bade auszuschütten, oder hängen Sie an Dingen fest, die Sie loslassen sollten?

Die Unterschenkelflexoren

Diese sehr starken Muskeln auf der Rückseite des Oberschenkels sind sehr wichtig beim Laufen und beim Drehen während des Laufens. Arbeiten sie nicht optimal, kann es beim Laufen und Drehen des Fußes zu Verletzungen kommen. Diese Muskeln beugen den Unterschenkel und drehen das Bein bei gebeugtem Knie zur Seite. Eine Schwäche kann zu O- oder X-Beinen führen, aber auch mit toxischen Belastungen des Körpers und Kopfschmerzen zusammenhängen. Diese Muskeln haben hinsichtlich der Resorption brauchbarer Nährstoffe vor der Weiterleitung der Abfallstoffe besonderen Bezug zum Dickdarmmeridian. Etwa 80 Prozent der in den Dickdarm gelangenden Stoffe werden resorbiert.

Spüren Sie diesen großen Muskel auf der Rückseite des Oberschenkels zwischen Becken und Knie, während Sie das Bein aus gebeugter Position ausstrecken. Wie der Trizeps am Arm ist er ein exzentrischer Kontraktor.

Test: In Bauchlage wird der Unterschenkel um 90° angewinkelt. Das Knie wird stabilisiert. Druck wird auf die Achillessehne in Richtung auf eine Streckung des Beines ausgeübt.

Haben Sie das Gefühl, dass Sie genügend Kraft zum Bewegen und Laufen haben, oder verausgaben Sie sich im wörtlichen oder übertragenen Sinn zu sehr? Sind Sie zu Veränderungen in der Lage, während Sie kraftvoll voranschreiten? Hat eine Veränderung/Verschiebung aus der kraftvollen Bewegung heraus Ihnen im wörtlichen oder übertragenen Sinn eine Zerrung, Verletzung oder Unbehagen verursacht? Neigen Sie dazu, das Kind mit dem Bade auszuschütten, oder hängen Sie an Dingen fest, die Sie loslassen sollten?

Der Quadratus lumborum

Dieser Muskel beugt die Wirbelsäule seitwärts und zieht sie zur Hüfte. Er unterstützt das Zwerchfell bei der Atmung. Er ist einer der wichtigsten Muskeln zur Stabilisierung des unteren Rückens. Er ist ein sehr starker Muskel und sehr wichtig bei jeder Art von Rückenschmerzen. Wenn er nicht richtig funktioniert, kann er die Tätigkeit des Zwerchfells beeinflussen und daher mit fast jedem Symptom in Zusammenhang gebracht werden.

Spüren Sie hin, wie sich dieser tiefe Muskel des unteren Rückens hinten zwischen den untersten Rippen und dem oberen Rand des Beckens zusammenzieht, während Sie sich aus dem aufrechten Stand zur Seite neigen.

Test: Die Testperson liegt auf dem Rücken oder auf dem Bauch und hält sich an der Liege fest, um den Körper zu stabilisieren. Beide Beine werden zur gleichen Seite nach außen gebracht, die gegenüberliegende Hüfte wird stabilisiert. Druck übt man auf den äußeren Knöchel aus, um beide Beine zur Mitte hin zu drücken. Heben Sie die Beine hoch genug an, damit sie nicht die Liege oder den Boden berühren. Alternativer Test im Stehen: Strecken Sie mit eng zusammenstehenden Füßen die Hüfte zur einen und die Schultern zur anderen Seite. Legen Sie eine Hand auf die gestreckte Hüfte und die andere auf die gegenüberliegende Schulter. Druck wird mit beiden Händen zur Mittellinie hin ausgeübt.

Handeln Sie im wörtlichen oder übertragenen Sinn aufrecht? Was verursacht Ihnen Rückenschmerzen? Auf welche Weise müssen Sie sich mehr stabilisieren? Erfordert es Ihr Arbeits- oder Lebensziel, dass Sie sich im wörtlichen oder übertragenen Sinn mehr beugen, als Ihnen angenehm ist? Könnte Ihnen mehr Flexibilität und die Fähigkeit, sich zu biegen wie ein Gras im Wind, fügsam und doch stark, von Nutzen sein?

Touch for Health und die Ernährung

In letzter Zeit ist viel Aufhebens um gute Ernährung, Vitamine, Proteine und Naturkost gemacht worden. Es gibt laufend neue Informationen zu diesem Thema, doch das Grundsätzliche ist klar. Ausgewogene Ernährung ist ein zentraler Faktor für gute Gesundheit. Die einfachste Regel ist: „Nur vollwertige Nahrung essen!" Ist ein Nahrungsmittel verarbeitet oder anderweitig aufgeschlossen worden – meiden Sie es. Die Nahrung sollte so naturbelassen sein, wie es vernünftig ist. Die Grundregel dabei ist immer: „Frische Nahrungsmittel sind am besten." Tiefkühlkost ist meist besser als Nahrung aus Konservendosen; das Ziel ist jedoch, eine Vielfalt natürlicher, naturbelassener Nahrungsmittel (und alle Teile davon) zu sich zu nehmen.

Die Ernährungsvorschläge, die hier zu den unterschiedlichen Muskeln gemacht werden, sind nur als Orientierungshilfen gedacht. Die meisten davon gehören ohnehin zu einer ausgewogenen Ernährung. Braucht jemand jedoch aus irgendeinem Grund etwas Bestimmtes oder wird er nicht genügend damit versorgt, so kann sich dies als anhaltende Schwäche in bestimmten Muskeln zeigen. Diese Nahrungsbestandteile scheinen am besten zu helfen, wenn sie in ihrer natürlichen Form aufgenommen und sorgfältig gekaut werden; dies ist besser als in Form einer hoch konzentrierten Pille oder eines synthetischen Vitamins. Kauen geht über das reine Zerkleinern und Einspeicheln von Nahrung hinaus – damit beginnt die erste Stufe der Verdauung und das Aufspalten in die unterschiedlichen Bestandteile und Energielieferanten. Die im Mund ablaufenden chemischen Reaktionen mit dem Speichel reichen aus, um im Gehirn den Anstoß für die notwendigen Schritte zur Weiterverarbeitung der Nahrung zu geben. Der Mund scheint hier eine sehr wichtige, aber wenig bekannte Aufgabe zu haben und er ist offenbar ein sehr sensibler Mechanismus.

Liegt eine bestimmte Muskelschwäche vor, kann sie durch einen Nährstoffmangel verursacht sein, der normalerweise mit diesem bestimmten Muskel zusammenhängt. Nachdem der Muskel getestet und noch bevor irgendeine Intervention eingeleitet wurde, sollte die Testperson ein paar Minuten lang eines der vorgeschlagenen Nahrungsmittel kauen; es sollte den bestimmten Nährstoff in großen

Mengen enthalten. Wenn der Körper genau das braucht, wird der Muskel sofort reagieren; er kann dann getestet werden und wird stärker sein. Diese Reaktion erfolgt fast augenblicklich, sobald die Nahrung im Mund ist und sich mit dem Speichel vermischt hat.

Ausgangspunkte des Nahrungsmitteltestens

„Biogen" sind Nahrungsmittel und Substanzen, die Ihnen Energie zuführen, nicht viel Energie zum Verdauen brauchen und kaum etwas übrig lassen, was der Körper ausscheiden muss. Ein starker Muskel wird dabei stark bleiben, ein schwacher wird beim Testen biogener Nahrungsmittel und Substanzen stark werden. (Mehr Informationen erhalten Sie, wenn Sie mit dem Sensibilitätsmodus arbeiten.)

„Biostatisch" sind Nahrungsmittel und Substanzen, die auf uns neutral wirken. Der Muskeltest wird von biostatischen Nahrungsmitteln und Substanzen nicht beeinflusst. (Ist der Muskel beim Testen stark geblieben, holen Sie sich mehr Informationen über den Sensibilitätsmodus.)

„Biozid" sind Nahrungsmittel und Substanzen, die Ihre Energie absenken, die zur Verdauung zusätzliche Energie brauchen und dem Körper toxische Abfallstoffe zur Entsorgung hinterlassen. Ein starker Muskel wird schwach und ein schwacher *bleibt* schwach, wenn Sie biozide Nahrungsmittel und Substanzen testen. (Hier braucht man den Sensibilitätsmodus nicht.)

Ernährung

Wie man Nahrungsmittel austestet (mit C1)

Der TOUCH FOR HEALTH-Muskeltest ermöglicht es uns, unsere Ernährung individuell anzupassen. Was gemeinhin als „gute Nahrung" gilt, mag für den Einzelnen im Augenblick gerade nicht gut sein. Mit Hilfe des Muskeltestens können wir unser Bewusstsein dafür entwickeln, welche Nährstoffe wir *brauchen*, und solche Nahrungsmittel (und Substanzen) *meiden*, die uns nicht gut tun. Man sollte unbedingt daran denken, dass die *Testperson* ihre bevorzugte Testmethode wählen sollte, da einige Substanzen auf manche Menschen eine umgekehrte Wirkung haben, und das sollte man wissen. Das nachfolgende System erhöht die Genauigkeit des Nahrungsmitteltestens, ohne dass es viel mehr Zeit kostet.

1. Machen Sie die üblichen Vortests und wählen Sie einen IM zum Funktionskreislokalisieren von C1. Testet der Sensibilitätsmodus stark, machen Sie mit Bewertungsmethode A oder B weiter.
2. Zeigt das Funktionskreislokalisieren an, so klären Sie es folgendermaßen: Testen Sie den Supraspinatus beidseitig. Korrigieren Sie mit WSR, NL, NV usw.
3. Wiederholen Sie Schritt 1. Führt C1 nicht zur Klärung, ist weiteres Testen vielleicht ungenau. Arbeiten Sie stattdessen mit dem jeweiligen Indikatormuskel des entsprechenden Meridians.

Bewertungsmethode A (mit einem starken Indikatormuskel)

- Machen Sie die üblichen Vortests – Sie haben jetzt einen starken Indikatormuskel – und bitten Sie die Testperson, das Nahrungsmittel in den Mund zu nehmen (ein wenig Kauen wäre ideal). Testen Sie den IM erneut:

  Stark = wahrscheinlich biostatisch oder biogen, weiter mit Schritt 2

  Schwach = biozid, beeinträchtigt die Balance (C1 braucht nicht überprüft zu werden).
- Lassen Sie die Testperson C1 funktionskreislokalisieren.
- Testen Sie das mutmaßlich biogene / biostatische Nahrungsmittel / Nahrungsergänzungsmittel jetzt nochmals.

  Starker IM = Das Mittel kann wahrscheinlich bedenkenlos gegessen (oder getrunken) werden.

  Schwacher IM = Wenngleich die Balance eine gewisse Wirkung gezeigt haben mag, ist es insgesamt biozid.

Bewertungsmethode B (mit einem schwachen Indikatormuskel):

- Machen Sie die üblichen Vortests. Testen Sie mit einem schwachen Indikatormuskel, bitten Sie die Testperson, das Nahrungsmittel in den Mund zu nehmen (ein wenig Kauen wäre ideal). Testen Sie den IM erneut:

  Starker IM = wahrscheinlich biogen, weiter mit Schritt 2

  Schwacher IM = biostatisch oder biozid

– Lassen Sie die Testperson C1 funktionskreislokalisieren.

– Testen Sie das mutmaßlich biogene Nahrungsmittel / Nahrungsergänzungsmittel jetzt nochmals.

  Starker IM = Essen (oder Trinken) wahrscheinlich positiv

  Schwacher IM = Wenngleich diese Nahrung auch etwas Nützliches enthalten mag, sollten Sie sie im Augenblick nicht in dieser Form zu sich nehmen.

Balancieren mit Nahrungsmitteln

Der Mensch reagiert auf die Nahrung, noch bevor sie den Magen erreicht hat. Sobald wir sie sehen, daran denken und besonders wenn wir sie riechen, hat der Verdauungsprozess schon eingesetzt. Dieser Prozess läuft gleichzeitig auf der neurologischen, chemischen und der subtil-energetischen Ebene ab. Wir können uns in diesen sehr wirkungsvollen Prozess einklinken und Nahrung als Reflexmechanismus nehmen, um die Testperson zu balancieren. Denken Sie daran, in TOUCH FOR HEALTH verschreiben wir nichts und wir behandeln nicht, nicht einmal mit Nahrungsmitteln.

1. Machen Sie alle üblichen Vortests und setzen Sie ein Ziel.
2. Testen Sie die 14 Muskeln und bestimmen Sie den Meridian, den Sie innerhalb des Meridianrads oder des Zyklus der 5 Elemente für den Beginn der Balance am geeignetsten halten.
3. Entnehmen Sie die mit dem Meridian zusammenpassenden Nahrungsmittel aus dem entsprechenden Merkblatt und lassen Sie die Testperson eines der dort empfohlenen auswählen. Es sollten nur Nahrungsmittel verwendet werden, von denen die Testperson weiß, dass sie nicht darauf reagiert.
4. Während die Testperson das Nahrungsmittel kaut, überprüfen Sie alle vorher schwachen Muskel noch einmal. Meistens sind sie jetzt stark.
5. Überprüfen Sie, indem Sie das Nahrungsmittel schlucken lassen und nochmals testen. Zur Bestätigung können Sie den „Sensibilitätsmodus“ heranziehen.
6. Bewerten Sie das Ziel noch einmal.

Guten Appetit!

Unsere vier Rollen oder Phasen im Zusammenhang mit Gesundheit

Wenn wir unsere Gesundheit optimieren, müssen wir uns über unsere verschiedenen Rollen im Klaren sein, die wir entsprechend unserem gesundheitlichen Status einnehmen. Die Ziele, die wir in Bezug auf unsere Gesundheit haben, und die Aufmerksamkeit, die wir auf unsere Aktivitäten richten, können ganz unterschiedlich sein, je nachdem, ob wir gesund oder krank sind, in der Genesungs- bzw. Rehabilitationsphase sind oder ob wir im Sterben liegen.

Wenn wir *gesund* sind, sind wir uns unserer gesundheitlichen und energetischen Bedürfnisse bewusst, wir sind aktiv und übernehmen Verantwortung dafür, wie wir unsere Vitalität und Befriedigung weiter steigern können. Wenn wir uns mit einem Fachmann beraten, wollen wir informiert werden und unserer eigenen Meinung, die wir uns aufgrund eigenen Wissens und des Rates von Experten gebildet haben, Ausdruck verleihen.

Sind wir in einer *Notfallsituation*, werden wir eine passivere Rolle einnehmen müssen und den Entscheidungen des medizinischen Personals vertrauen. Sind wir aktiv und vorsorgend gewesen, solange wir gesund waren, so haben wir Kontakt mit Menschen, die im Falle einer schweren Verletzung oder Krankheit unsere Interessen wahrnehmen können. In der Rolle des Kranken geben wir die Position der wichtigsten Autorität vielleicht auf (– zugunsten der besten Behandlung), aber wir wollen immer noch, so weit wie möglich, über unseren Zustand und die Perspektive Bescheid wissen und sichergehen, dass wir in Bezug auf die Behandlung bzw. die Ergebnisse den richtigen Beistand haben.

Wenn wir in der *Genesungs- bzw. Rehabilitationsphase* sind, brauchen wir vielleicht noch weitere Behandlungen (oder auch nicht), jedenfalls übernehmen wir wieder die Verantwortung für unsere weiteren Entscheidungen hinsichtlich Verbesserung der Lebensqualität. Wir akzeptieren vielleicht vorübergehende oder weitergehende Beschränkungen oder Herausforderungen und finden Befriedigung in unserem gegenwärtigen Funktionsradius. Allerdings verwenden wir in unserer Kultur manchmal viel Energie und viele Ressourcen darauf, das Leben zu verlängern, statt dass wir uns lieber darum zu bemühen, einen guten Tod zu haben.

Selbst *angesichts des Todes* gibt es noch viele Möglichkeiten der Wahl zwischen wertvollen und weniger erstrebenswerten Erfahrungen. Es wird Dinge geben, auf die wir uns konzentrieren, und Dinge, denen wir Bedeutung *nehmen* wollen. In der Rolle des Sterbenden wollen wir vielleicht keine heldenhaften Maßnahmen mehr, die uns „retten", das heißt das „Leben" verlängern könnten, uns aber von unseren Zielen ablenken. Wir möchten eher eine Behandlung wählen, die es uns erlaubt, den größten Teil der verbleibenden Zeit mit unseren Angehörigen zu verbringen.

Das Balancieren unserer Energie mit TFH kann uns helfen, allen diesen Rollen gerecht zu werden.

Verzeichnis der Touch for Health-Arbeitsmaterialien

Kurs-Script *Touch for Health 1,* Kirchzarten: VAK

Kurs-Script *Touch for Health 2,* Kirchzarten: VAK

Kurs-Script *Touch for Health 3,* Kirchzarten: VAK

Kurs-Script *Touch for Health 4,* Kirchzarten: VAK

TFH-Übersichtskarten von G. Dobler und K. Glöggler:

Touch for Health I, Kirchzarten: VAK

Touch for Health II, Kirchzarten: VAK

Touch for Health III, Kirchzarten: VAK

Touch for Health IV, Kirchzarten: VAK

TFH-Wandkarte *Gesund durch Berühren,* Kirchzarten: VAK, 1983/1998/2014

TFH-Wandkarte *Mittag-Mitternacht-Gesetz und Gesetz der 5 Elemente,* Kirchzarten: VAK, 1997

Spiralblock von John F. Thie: *Gesund durch Berühren. Touch for Health schnell im Griff,* Kirchzarten: VAK, 1997

John F. Thie: *Gesund durch Berühren. Touch for Health,* München: Hugendubel, 1995

TOUCH FOR HEALTH EDUCATION

(Bietet TFH-Seminare und Materialien in Englisch an.)
Matthew Thie
1005 W Kensington Rd.
Los Angeles, CA 90026
U.S.A.
Tel.: 001 213 482 4480
Fax: 001 310589 5369
E-Mail: thie@touch4health.com
(Matthew Thie)
Internet: www.touch4health.com

IKC INTERNATIONAL KINESIOLOGY COLLEGE Ltd

(Setzt internationale Standards für TFH-Lehrinhalte, die weltweit unterrichtet werden.)
ACN 108 817 830
60B Alfriston Drive,
Buderim, Qld 4556
AUSTRALIA
Tel.: 0061 0478 244 744
E-Mail: info@ikc-info.org
Internet: www.ikc-info.org

IKC-KONTAKTADRESSE FÜR DEUTSCHLAND:

Alfred Schatz
Eschbachstr. 5,
D-79199 Kirchzarten
Tel.: 0 76 61 - 98 71 0,
Fax: 0 76 61 - 98 71 49
E-Mail: info@iak-freiburg.de,
Internet: www.iak-freiburg.de

IKC-KONTAKTADRESSE FÜR ÖSTERREICH:

Ortwin F. Niederhuber,
Mühlleitnerstr. 3,
A-2301 Groß-Enzersdorf,
Tel. + Fax: 02 24 - 92 89 77
oder 06 64 - 463 43 53,
E-Mail: office@oeakg.at
Internet: www.oeakg.at

IKC-KONTAKTADRESSE FÜR DIE SCHWEIZ:

Lars B. Sonderegger,
Limmatquai 112, CH-8001
Zürich,
Tel.: 044 - 447 - 45 15,
Fax: 044 - 447 - 45 10,
E-Mail: info@ikamed.ch,
Internet: www.ikamed.ch

Über die Autoren

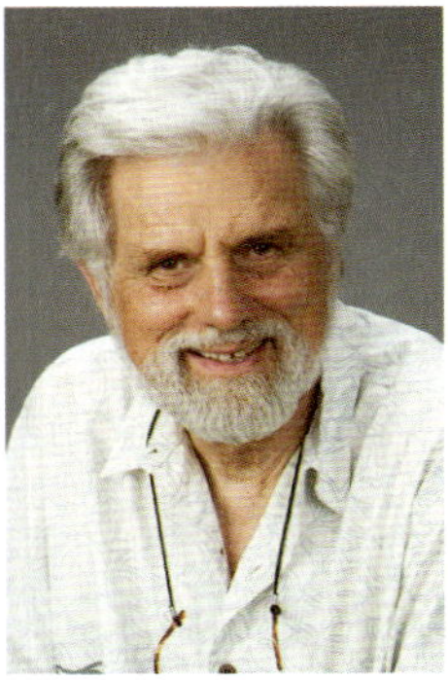

Dr. John F. Thie war der Begründer eines der weltweit erfolgreichsten komplementärmedizinischen Gesundheitsvorsorgeprogramme, TOUCH FOR HEALTH (TFH). Er war ursprünglich Chiropraktiker und arbeitete 35 Jahre lang mit TFH. Seine Synthese aus Akupressur, Chiropraktik und *Applied Kinesiology* stellte er in seinem Buch *Gesund durch Berühren* erstmals einem breiten Publikum vor (amerikanische Ausgabe 1973, dt. 1983). Bis zu seiner Pensionierung leitete er die *Thie Chiropractic Clinic* in Pasadena, Kalifornien.

Er hatte persönlich großen Anteil daran, dass TFH inzwischen in mehr als 100 Ländern verbreitet ist. Nachdem er sich von seiner Praxis zurückgezogen hatte, bereiste er mit seiner Frau Europa, Australien, Neuseeland und andere Teile der Welt, auch Japan, China, Südamerika und Afrika. Überall gab er Seminare zur Ausbildung in TFH. Bei Kinesiologie- oder TFH-Konferenzen hielt er oft programmatische Vorträge. John F. Thie verstarb im August 2005.

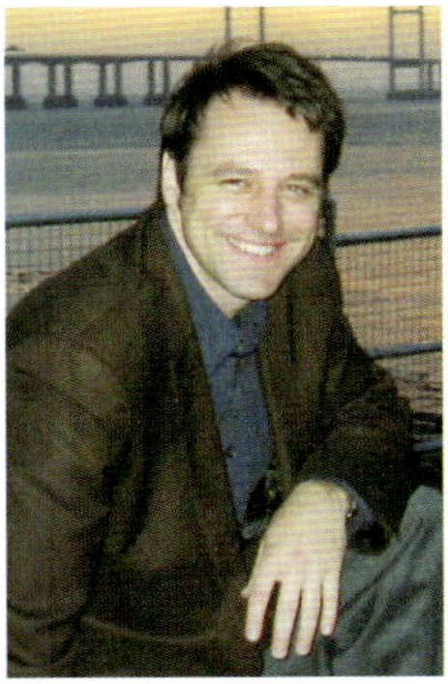

Matthew Thie studierte in Berkeley und Los Angeles, er hat Abschlüsse in Pädagogik und Curriculumentwicklung. Neun Jahre lang arbeitete er als Lehrer und nahm im Jahr 1996 die berufliche Zusammenarbeit mit seinem Vater auf – als stellvertretender Leiter von *TOUCH FOR HEALTH Education*. Anfangs publizierte er er gemeinsam mit John Thie Artikel und Bücher und organisierte Seminare. Inzwischen bildet er selbst TFH-Instruktoren aus und tritt bei Kongressen, in Radio- und Fernsehsendungen als offizieller Vertreter von TFH auf. Zusammen mit John Thie entwickelte er ein interaktives TFH-Computerprogramm und das Buch *TOUCH FOR HEALTH. Das umfassende Standardwerk für die Praxis*.

John Thie, Matthew Thie:

Touch for Health

Das umfassende Standardwerk für die Praxis

Leseprobe: www.vakverlag.de

Die Autoren legen hier den systematisch aufgearbeiteten Erfahrungsschatz aus 35 Jahren Praxis vor und geben einen aktuellen, umfassenden Überblick über die erfolgreiche Selbsthilfemethode.
Das reich illustrierte Handbuch ist für professionelle Anwender ein „Muss": Es demonstriert zahlreiche Techniken wie Muskeltesten, die Korrektur der Körperhaltung, Schmerzlinderung durch Massage oder Lösen emotionalen Stresses. Eine „Pflichtlektüre" für Teilnehmer der TFH-Kurse, die vielerorts angeboten werden.

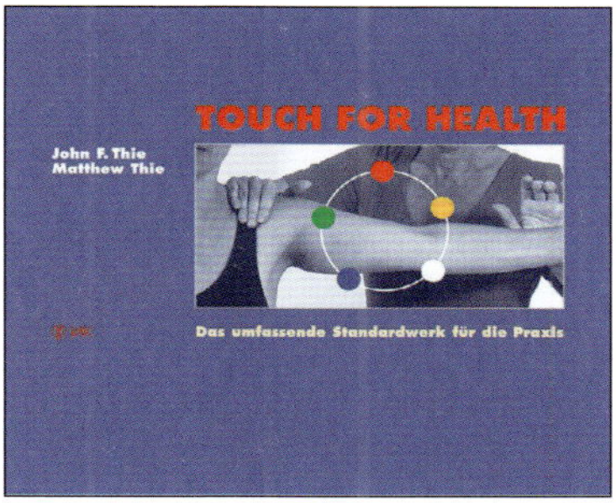

392 Seiten, durchgehend bebildert, vierfarbig, flexibler Einband (25,5 x 20,5 cm)
ISBN 978-3-935767-82-8

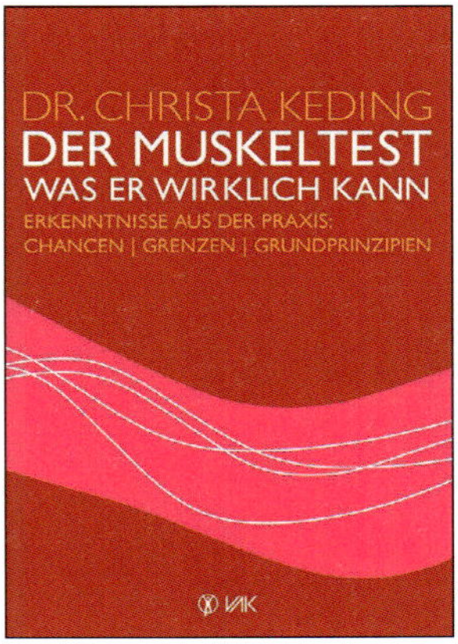

Dr: Christa Keding:

Der Muskeltest – Was er wirklich kann

Erkenntnisse aus der Praxis: Chancen, Grenzen, Grundprinzipien

Leseprobe: www.vakverlag.de

Die erfahrene Ärztin erläutert in diesem Buch den methodischen Hintergrund für den Muskeltest, beleuchtet Unsicherheiten in der Anwendung und arbeitet die Kritikpunkte von Skeptikern sachlich auf. Konkret und umfassend belegt sie die Vorzüge des Muskeltests und wendet sich entschieden gegen seine missbräuchliche Verwendung. Ihre differenzierte und reflektierte Darstellung seiner Grundprinzipien, Einsatzmöglichkeiten und Grenzen liefert die professionelle Grundlage für seine breite Einführung in die therapeutische Praxis.

272 Seiten, 4 Abbildungen, Paperback (15 x 21,5 cm)
ISBN 978-3-86731-133-5

Jacques Martel:

Mein Körper – Barometer der Seele

Das psychosomatische Lexikon, das schon beim Lesen hilft

Leseprobe: www.vakverlag.de

Warum hat es mich erwischt? Warum habe ich gerade diese Krankheit bekommen? Auf diese Fragen gibt der Psychotherapeut Jacques Martel Antworten. Er hilft jedem zu verstehen, welche Signale die Seele in körperlichen Krankheiten auszudrücken versucht. Ein Lexikon zum Nachschlagen der Symptome, das mehr als nur Informationen bietet: Eine besondere Lesetechnik trägt dazu bei, dass die Leser ihre inneren Weichen auf ein positives Lebensgefühl umstellen.

Komplett aktualisierte und stark erweiterte Neuausgabe!

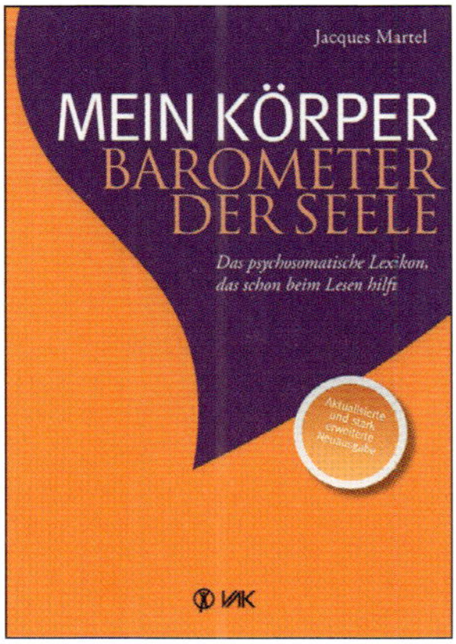

672 Seiten, Hardcover (16 x 22,5 cm)
ISBN 978-3-86731-097-0

Abonnieren Sie unseren Newsletter (gratis): www.vakverlag.de